美国住院医师培训匹配全程指导

杨　潇　张忠丽◎编著

北京大学医学出版社

MEIGUO ZHUYUAN YISHI PEIXUN PIPEI QUANCHENG ZHIDAO
图书在版编目（CIP）数据

美国住院医师培训匹配全程指导/杨潇，张忠丽编著. —北京：北京大学医学出版社，2016. 4
ISBN 978-7-5659-1361-7

Ⅰ. ①美… Ⅱ. ①杨… ②张… Ⅲ. ①医师—岗位培训—美国 Ⅳ. ①R192. 3

中国版本图书馆 CIP 数据核字（2016）第 056884 号

美国住院医师培训匹配全程指导

编　　著：杨　潇　张忠丽
出版发行：北京大学医学出版社
地　　址：（100191）北京市海淀区学院路 38 号　北京大学医学部院内
电　　话：发行部 010-82802230；图书邮购 010-82802495
网　　址：http://www.pumpress.com.cn
E - mail：booksale@bjmu.edu.cn
印　　刷：中煤（北京）印务有限公司
经　　销：新华书店
责任编辑：冯智勇　　**责任校对**：金彤文　　**责任印制**：李　啸
开　　本：710mm×1000mm　1/16　　**印张**：9.25　**字数**：184 千字
版　　次：2016 年 4 月第 1 版　　2016 年 4 月第 1 次印刷
书　　号：ISBN 978-7-5659-1361-7
定　　价：46.00 元

前　言

美国的医学教育是全球公认领先的。在美国，医学院只是医学教育的初级阶段，医学生在医学院毕业获得医学博士学位后［美国大学本科没有医学专业，本科毕业后才能进入医学院，学习 4 年毕业后直接获得医学博士（Doctor of Medicine，MD）学位］，必须要参加不同专科 3～7 年的住院医师培训（residency），才能成为一名正式的医生。住院医师培训后，有些医生还要参加专科资深培训（fellowship），成为高级的专科医师。随着医学领域国际交流的发展，每年有一万多名来自世界各国的医学毕业生申请参加美国住院医师培训，其中来自中国的申请者达数千人。这些申请美国住院医师培训的国际医学毕业生，每年大约有 40％成功匹配到不同的住院医师培训职位，他们不仅已经成为美国医疗服务不可或缺的补充力量，也将他们在美国学到的知识和技能带回了各自的祖国，为祖国的人民提供高水平的医疗服务。

不过，国际医学毕业生要申请美国的住院医师培训并不容易，要想成功获得美国住院医师培训匹配计划（National Resident Matching Program，NRMP）的匹配，必须要做很多准备工作。首先要选择专科，选定专科后要选择所要申请的住院医师培训项目，然后申请美国外国医学毕业生教育委员会（Educational Commission of Foreign Medical Graduates，ECFMG）认证，参加美国医师执照考试（United States Medical Licensing Examination，USMLE），再通过 NRMP 和住院医师申请电子服务（Electronic Residency Application Service，ERAS）提交申请。随后要准备申请资料（包括个人经历、个人陈述和推荐信等），得到项目面试通知后要申请赴美签证，并到美国参加面试。面试后要决定申请项目匹配排序表，提交排序表后等待匹配结果。成功获得匹配后，还要申请相应的签证，以确保能够参加住院医师培训。这一切大约要花半年多的时间，需要投入很大的精力和金钱。

为了使中国的医学毕业生更好地为申请 NRMP 匹配做好准备，本书为他们提供了具有针对性的全程指导。全书共九节，第一节介绍了美国住院医师培训匹配计划及其运作方式，还给出了美国 NRMP 之外的住院医师培训匹配服务，并说明了基本的申请流程和操作方法；第二节介绍如何选择专科，以及一些选择专科需要的推荐参考资料；第三节全面说明国际医学生的申请过程，包括 ECFMG 认证、USMLE 考试、申请过程、提升获得匹配机会的方法和相关签证信息；第四节介绍了如何获得美国住院医师培训项目的信息，给出了不同类型的培训项目和申请项目数量的参考；第五节详细说明了如何准备 NRMP 匹配申请资料，包括简历、个人陈述、推荐信和医学院成绩评估；第六节叙述了如何选择项目，细致介绍了在选择项目时应该考察项目的各个方面；第七节全面讲解了面试这一最为重要的环节，内容包括如何为面试做准备、面试中的活动介绍、面试过程说明、常见问题与答案和在面试中要提出的各种问题；第八节介绍如何建立排序表和 NRMP 匹配的具体运作程序；第九节讲解了获得匹配结果后的一些事项，包括在美国申请行医执照的有关情况。

本书的编著者亲历了一个中国学生成功申请美国住院医师培训匹配计划的全过程，对其中的各个环节有着很深刻的体会。书中所提供的大部分内容对美国和国际医学生都是通用的，但部分章节则是针对国际医学毕业生量身定制的，其中很多都是具体操作的经验体会，具有极强的参考性和实用性。本书还参考了美国与 NRMP 匹配相关的图书和 NRMP 相关出版物和网站，希望这些内容能够为中国学生申请 NRMP 匹配提供帮助。

编　者

目　录

第1节　美国住院医师培训匹配及其运作方式

一、什么是美国住院医师培训匹配

为了将来自美国和其他国家医学毕业生合理地分配到各个专科的住院医师培训项目之中，美国国家住院医师培训匹配计划（National Resident Matching Program，NRMP）开发了一个一致性专用系统，通过该系统，住院医师培训候选者同时被“匹配（match）”到美国医学院教育评审委员会（Accreditation Council for Graduate Medical Education，ACGME）认证的毕业后第一年和第二年培训职位。你可以在NRMP网站www.nrmp.org了解关于国家住院医师匹配计划的信息。该网站的信息包括注册与截止时间，以及匹配过程的简单描述。

匹配计划的一致性表现为这一过程的所有步骤由所有候选者和参与项目以同样的方式、在同一时间完成。所有的学生都应在匹配计划登记，并要遵守它的要求。然而，如果一名学生由一个不在匹配计划中的机构提供了一个职位，例如一个非认证职位，他或她的学生事务主任可以在匹配计划变更截止日期之前为学生撤销这一匹配。请记住，如果一个机构至少有一个住院医师培训项目参与了匹配计划，该机构的所有项目都必须通过NRMP或其他全国的匹配计划向美国所有的医学院提供职位。

候选者或项目询问对方的排序信息是违反NRMP规则的。如果有人找你询问这一信息，你没有义务、也不应该提供。候选者或项目自愿提供计划的排序信息是不违反规则的。任何口头表示的排序都是没有约束力的，但排序表是有决定权的。在建立自己的排序表时，建议学生不要依赖任何这类口头评论。

候选者一旦提交了排序表，就代表进入了有约束力的契约关系之中，如果匹配成功就要接受匹配的职位。不遵守这一承诺就违背了在注册时签订的匹配参与协议，将会引发NRMP的调查。如果违规被确认，候选者可能被禁止在1年内申请参与匹配计划的项目，并被标示为违规者和（或）禁止1～3年或永久禁止参与匹配计划。另外，NRMP将告知候选者所在的医学院、美国医学专科委员会和其他相关各方。

匹配计划几乎是无所不包的，因为它列出了几乎所有ACGME认证的培训项目的第一年职位。某些附属专科项目的住院医师培训职位候选者将参与其他匹配计划。

不过，这些候选者也必须参与 NRMP 以便取得这类专科的预备职位。再有，某些军事服务分支机构发起的项目不参与 NRMP。

整个 NRMP 过程是通过注册、排序和计算结果系统（R3）在线执行的。用户可以通过 NRMP 网站 www. nrmp. org 访问 R3 系统，申请者要使用信用卡在线支付注册费、输入排序表，并通过网站接收匹配结果。

申请前切记：

不要高估自己。

不要低估自己。

不要在排序表中列上你不想去的项目。

要牢记你自己的项目排序表对匹配过程是至关重要的。

排序表一定要够长。

以下是一些简单的指导，会有助于你确保获得最佳可能的匹配。

- **不要高估自己。**尽管你可能认为会匹配到你的最高选择，排序表只有一个项目只会增加你不被匹配的可能性。
- **不要低估自己。**即使你认为自己没有多少机会，但你一定想去某个特定的地方，把该项目排在第一位。这个项目可能得不到其前 10 个选择，你可能就是项目排序表中的第 11 位。这对匹配到一个在你的排序表排位靠后、竞争性较低的项目没有负面影响。记住，只有你知道自己被匹配到哪个排序位置。
- **不要在排序表中列上你不想去的项目。**你可能匹配到一个你确实不想去的项目，你要想好：是宁愿不被匹配，还是匹配到一个你不想去的项目。
- **要牢记你自己的项目排序表对匹配过程是至关重要的。**要是你随便考虑一下，一个或几个项目可能对你是相当均等的。但如果你花时间认真考虑，你会发现将一个项目排在另一个之前的理由。匹配计算机是公平的，除了提供给它的排序表外它什么也不管。如果你将一个项目排在另一个之上，它会尽可能将把你放在排序高的项目中，而不会考虑你是不是觉得地理位置比教师/住院医师比例对你更重要。
- **排序表一定要够长。**平均来讲，未被匹配学生的排序表比被匹配学生的要短。建议选择高竞争性专科的学生做一个较长的排序表。

这仅是一些指导意见，对在你开始进入匹配过程时可能有些帮助。

并不是每个人都将被匹配到一个职位，也不是只有“坏”项目不能满员。如果项目的排序表与申请者的排序驴唇不对马嘴，或者其排序表过短，该项目可能不能满员。可能有一些项目的未满员职位对你是理想的。在某些情况下，这可能意味着接受你考虑作为第二选择，或考虑为下一年匹配做准备的另一个专科的职位。美国医学院的院长办公室会准备好为未被匹配的学生做指导。未被匹配的申请者和未满员的项目将参与匹配周（一周时间）补充意向与接受计划（The Supplemental Offer and Acceptance Program，SOAP）。请在 www. nrmp. org 查阅 SOAP 的详细信息。

二、NRMP 全入政策

参与匹配计划的项目必须注册，并通过匹配计划或其他全国匹配服务努力充满其所有职位。

全入政策对 NRMP 提供匹配服务的职位有效，包括毕业后第一年、第二年和少数情况下的第三年职位。该政策不适用于专科资深进修培训项目。请在 www. nrmp. org 的 NRMP 的 FAQ 部分获取更多详细信息。

三、例外情况

- 乡村学者项目：学生在医学院学习三年毕业，并在该校承诺从事基层医疗专科。
- 家庭医学加速项目：学生对家庭医学做出早期承诺，并被纳入该轨道发展。
- SOAP 后职位：由某些项目在 SOAP 结束时产生的预备性职位，部分匹配那些没有获得毕业后第一年职位的学生，要求履行有约束的毕业后第二年匹配承诺。
- 周期外任命：如果培训早于匹配年的 2 月 1 日开始，其职位可以在匹配计划外提供；如果培训晚于 2 月 1 日，职位必须通过匹配计划满足。

四、其他匹配

尽管 NRMP 是提供给美国和国际医学生最大的匹配计划，也还是有其他的匹配，包括几个独立于 NRMP 运作的。

1. 有自己匹配的专科

有些专科有自己的匹配过程和不同的匹配日期。眼科、儿童神经科、耳神经科和某些特定的整形外科项目使用旧金山匹配。由于这些专科要求在住院医师培训项目开始之前有内科、儿科或外科的预备培训，申请者也要通过 NRMP 匹配一年或两年的预备培训。

表 1-1 有自己匹配的专科

专科	匹配计划	匹配月份	网站
儿童神经科和神经发育障碍	儿童神经科/ NDD 匹配计划 旧金山匹配 655 Beach Street San Francisco，CA 94109 (415) 447-0350 Fax：(415) 561-8535	医学院第四年1月	www. sfmatch. org help@SFmatch. org
儿童神经科匹配计划（CBMP）为 NRMP 的儿科匹配提供补充。它的时间安排允许美国医学院四年级申请者能够在为毕业后第一年前置培训提交排序表之前，了解他们毕业后第三年在儿童神经科/NDD 的工作安排			
耳神经科	耳神经科匹配计划 旧金山匹配 655 Beach Street San Francisco，CA 94109 (415) 447-0350 Fax：(415) 561-8535	医学院第四年	www. sfmatch. org help@SFmatch. org
耳神经科没有集中的匹配服务，在通过 ERAS 提交材料之后，申请者必须还要参加 NRMP 匹配，以确保毕业后第一年的预备培训位置			
泌尿科	泌尿科住院医师匹配计划 1000 Corporate Boulevard Linthicum，MD 21090 (866) RING AUA (1-866-746-4282)，ext. 3913 Fax：410-689-3939	医学院第四年	www. auanet. org resmatch@AUAnet. org
泌尿科住院医师培训的排序表由泌尿科匹配处理，其时间安排比 NRMP 要早。不过，申请材料是由 ERAS 分发的，对不参与 ERAS 的项目，申请者必须与项目联系，以获得申请表格			
整形外科 （非组合）	整形外科住院医师培训项目 旧金山匹配 655 Beach Street San Francisco，CA 94109 (415) 447-0350 Fax：(415) 561-8535	5月，在满意地完成 3～4 年普通外科住院医师培训之后；不对四年级医学生开放	www. sfmatch. org help@SFmatch. org
这是两条进入整形外科住院医师培训的路径之一，另一个是在医学院的第四年通过常规的 NRMP 匹配。请联系具体的项目以了解培训要求的前提条件			

泌尿科有一个通过 NRMP 特别为泌尿科住院医师培训设置的单独匹配，其申请材料是通过 ERAS 或直接信件分发的，这取决于单个项目的选择。

2. NRMP 配对匹配

在配对匹配中，NRMP 允许任意两个人匹配到相同地理位置的住院医师培训项目，如果他们要求的话。任意二人都可以作为配对申请，两个同伴要分别申请和参加同一地理区域项目的面试，然后提交一份项目配对排序表（ROL），项目对的次序就是他们的排序表次序。因为配对者通常只是在意地理位置，他们会提交多份申请以获得最多的成功匹配机会。为了帮助他们实现意愿，排序表为配对者提供寻求不同地点的匹配或者在配对匹配无望时其中一人没有匹配的选项。

有些住院医师培训主管和院长相信许多配对在配对匹配中会比分别申请和匹配表现得更好。配对者倾向于被认为更稳定，且不太会离开住院医师培训项目；另一方面，同一专科的配对匹配比不同专科的更难。即便是有关于住院医师培训后调动的争论，特别是有小孩的，大家通常认为配对匹配者对他们培训所在的机构贡献更多。无论如何，配对匹配的结果是不可预测的，特别是在双方都申请高度竞争性项目时。另外，配对者倾向于在面试中寻找一切事情都会变好的再保证，因而可能更愿意将鼓励误解为匹配结果的保证。关于配对匹配的详细信息，请参考 NRP 学生手册中“特殊案例”章节，或 NRMP 网站（www. nrmp. org/res_match/special_part/us_seniors/couples. html）。

3. 共享日程的匹配

一些匹配中的项目提供共享的住院医师培训职位。这很罕见，在大多数项目或在所有领域中可能都不是一个选项。NRMP 匹配中共享日程的职位允许两个人分享一个住院医师培训职位的职责。一个申请者被 NRMP 单独录取，然后与另一个同伴共同填写共享住院医师培训配对表格，在匹配日之前的秋季提交。该配对共享一个 NRMP 申请者编号，在一起申请和面试，提交一个单一的排序表。尽管每个人比全职工作占用的时间少（例如隔月轮流），但两个人在住院医师培训中花费的时间之和会更多，最终所做的工作与一个全职住院医师一样，也许更多。申请者寻求共享日程职位通常是出于家庭责任或研究等原因。一旦一个配对被匹配到一个职位，两个人都必须接受。由于每周 80 个小时工作时间规定的执行，这样的配对项目会越来越少见。详细信息请查阅 NRMP 学生手册或网站（www. nrmp. orglres_match/special_partlinst_officials/about. html）。

4. 加拿大匹配

加拿大住院医师匹配服务（Canadian Resident Matching Service，CaRMS）建立于 1970 年。与其美国同行相似，CaRMS 匹配是一个使申请者匹配到他们的最优选择，并使住院医师培训项目匹配到他们最优选的申请者的排序机制。实际上，CaRMS 使用 NRMP 同样算法，只是其匹配日期在 2 月中旬。大约 1400 个加拿大学生申请加拿大匹配提供的约1500个职位。CaRMS是一个8个月长的过程，包括申请周期、面试阶段、排序阶段和匹配结果发布。CaRMS对美国医学院四年级学生开放，尽管申请的不多。在9月，申请者将会通过电子邮件收到一个唯一的令牌，用以在申请者网站启动申请过程。大多数加拿大医学院毕业生参与第一次迭代匹配。此外，大约有700个“独立”申请者参与竞争第二次迭代匹配的约200个职位。独立申请者包括以前的加拿大医学院毕业生、美国学生和国际医学院毕业生。更多信息请联系：

Canadian Resident Matching Service
171Nepean Street
Suite 300
Ottawa，ON KiP OB4
[613）237-0075
Fax：（613）563-2860
www. carms. ca/eng
helpi@carms. ca

5. 整骨疗法匹配

美国整骨疗法学会实习/住院医师注册计划是整骨疗法版的匹配，由国家匹配服务公司（NMS）运营。在进入整骨疗法住院医师培训之前，所有的整骨疗法毕业生都要进行一年的美国整骨疗法学会（AOA）认证的整骨疗法轮转实习。申请者面试在夏末和秋季进行，1月末提交排序表，2月中旬整骨疗法匹配日发布匹配结果。

在每年的整骨疗法匹配中，大约提供2200个整骨疗法实习和1100个住院医师培训职位。近来，整骨疗法住院医师培训主管们越来越难于填满他们的职位，因为整骨疗法毕业生获得了西医住院医师培训项目更多的接受，AOA放宽了对整骨疗法毕业生通过NRMP追求西医培训的限制。AOA网站www. do-online. org上有实习和住院医师培训职位机会数据库（选择学生和住院医师选项）。更多信息请联系：

American Osteopathic Association Department of Education
142 East Ontario Street
Chicago，IL 60611
(800）621-1773，ext. 7426
Fax：（312）202-8200
National Matching Services
P. O. Box 1208
Lewiston，NY 14092-8208
www. do-online. org

info@osteotech. org
(716) 282-4013
Fax：(716) 282-0611
National Matching Services
20 Holly Street，Suite 301
Toronto，Ontario，Canada M45 3B1
(416) 977-3431
Fax：(416) 977-5020

6. 军队匹配

陆军、海军和空军住院医师培训在医学院第四学年初执行他们的匹配程序，比NRMP匹配早几个月。申请者通常有服役的义务（例如军队服务大学的医学健康科学学院毕业生和健康职业奖学金项目的参与者）。在面试四年级申请者之后，军队项目在每年的11月末和12月初开会，在一个为期一周的“选择委员会”中进行项目与申请者的匹配。许多学生申请两个匹配，将NRMP匹配作为一个后备选项，特别是在寻求高竞争性的军队项目时。在军队匹配未成功得到匹配的学生通常在初始申请完成时就开始面试。军队服务大学所有的医学毕业生都优先通过军队匹配进行安置。如果你被匹配到一个军队的住院医师培训项目，你有责任退出NRMP或其他任何民用匹配。申请者在申请提前匹配（眼科）和军队匹配的专科时要谨慎，如果两个匹配都录取了你，民用项目就岌岌可危了。

关于陆军匹配的更多信息，请联系当地的军队医疗部（AMEDD)。

空军匹配的更多信息，请联系：

Headquarters AFPC/DPAME
550 C Street West，Suite 27
Randolph Air Force Base，TX 78150-4729
(800) 531-5800
DSN 487-6331

海军匹配，请联系：

Bureau of Medicine and Surgery
2300 E Street，N. W. Washington，D. C. 20372-5300
(202) 653-1318
medicine. creighton. edu/MMSA/match

五、匹配成功机会

一般而言，美国四年级医学生在NRMP匹配中表现良好。每年大约85%的美国四年级医学生获得了他们前三位选择的匹配（表 1-2）。在过去的 10 年中未匹配率稳定在 6%～7%，2014 年是 5.6%。与此对照的是，其他申请者未匹配率较高（表 1-3）。在 2014 年的匹配中，只有 44.8%的毕业生和 39.8%的非美国公民国际毕业生成功获得 NRMP 匹配。国际毕业生，无论其是否为美国公民，匹配率都不高，基本维持在 40%～50%之间（表 1-4）。

表 1-2 美国四年级医学生成功获得 NRMP 匹配百分比（%）

获得的选择	2010 年	2011 年	2012 年	2013 年	2014 年
第一	52.7	52.6	54.1	49.6	51.6
第二	15.4	15.3	14.9	15.2	15.5
第三	9.2	9.3	9.1	9.7	9.8
第四	5.3	5.5	5.5	6.3	5.8
第四之后	11.6	12.1	12.1	13.7	12.4

数据来源：NRMP DATA

表 1-3 独立申请者（美国四年级医学生之外的）成功获得 NRMP 匹配百分比（%）

获得的选择	2010 年	2011 年	2012 年	2013 年	2014 年
第一	23.8	24.7	25.2	26.7	29.1
第二	9.9	10.2	10.5	10.6	11.3
第三	5.6	6.0	6.0	6.8	7.1
第四	3.3	3.5	3.4	4.1	4.0
第四之后	7.1	6.8	6.6	7.7	7.0

数据来源：NRMP DATA

表 1-4 NRMP 匹配率（%）

申请者类型	2010 年	2011 年	2012 年	2013 年	2014 年
美国四年级医学生	93.3	94.1	95.1	93.7	94.4
美国医学毕业生	48	40.8	42.3	43.9	44.8
整骨疗法	77.7	74.8	74.7	71.7	70.6
加拿大医学生	42.9	66.7	70.6	100	75
美国公民国际毕业生	53	52.8	49.1	50	47.3
非美国公民国际毕业生	49.5	47	40.6	40.9	39.8

数据来源：NRMP DATA

六、如何注册 NRMP 匹配

1. 美国四年级医学生

美国四年级医学生的定义是在医学教育联合委员会（LCME）认证的医学院学习，且在匹配年就要毕业的学生。学生们通过 NRMP 网站 www. nrmp. org/res_match 进行注册。该系统使用美国医学院协会（AAMC）的身份证明和一个在注册时分配的密码。申请者被要求审阅匹配协议的条款和 NRMP 的政策。

在线注册费为 50 美元，使用信用卡支付。如 NRMP 所声明的，注册用户有权访问 NRMP 网站、处理最多 20 个项目排序和在补充排序表（SROL）中处理 20 个项目排序，以及访问一个提供为满员职位列表的限制性网站。在选择 20 个项目后，在你的排序表中每增加一个项目要额外支付 30 美元。请记住，在 NRMP 运作匹配程序时，实际的申请材料是通过 ERAS 处理的，ERAS 也要付费。

2. 独立申请者

独立申请者包括几类人群：美国医学院以前的毕业生、加拿大学生/毕业生、整骨疗法学生/毕业生、第四通道项目的学生和国际医学毕业生（IMG）。注册也是在线的，方法与美国四年级医学生相同。在注册时，你将被要求选择正确的申请类型。NRMP 将收集信息以确认申请资格，包括美国医学执照考试/IMG 的外国医学毕业生教育委员会（USMLE/ECFMG）颁发的身份编号。

NRMP 要求外国毕业生通过所有 ECFMG 认证需要的考试，包括临床技能评估。独立申请者的姓名必须与 REAS 和 ECFMG 所使用的姓名严格一致。收费也是在线的，注册为独立申请者赋予的权利与美国四年级医学生相同。

3. 其他的匹配如何注册？

如果你是美国的医学生，在你的院长办公室就有 NRMP 匹配各专科的信息手册和注册资料。其他情况下，你可以直接联系专科匹配项目以获得相关信息和注册表（见表 1-1）。要注册军队匹配，请联系当地军事部门的医学人员顾问或地方军事招募官员。无论你是否参与其他匹配，都别忘了注册 NRMP 匹配。

没有什么规定阻止你参加多个匹配，你只是不能接受多个职位预约。许多非 NRMP 匹配要求一年的预备过渡，这是要通过 NRMP 获得的。另外，许多这样的匹配竞争很激烈，NRMP 匹配是一个很好的备选方案。尽管损失了注册费，但总比冒风险没有获得提前匹配又不能参加 NRMP 要好得多。

七、NRMP出版物

NRMP提供了大量有价值的出版物，知道这些出版物的学生并不多，花时间阅读的就更少。在网站的Register/Log-in部分，有为注册申请者提供的在线手册和NRMP目录。其他出版物可以通过打电话（202）828-0416订购，或者填写NRMP目录后的出版物订购单并邮寄到：

Attention：Membership and Publication Orders
National Resident Matching Program
2450 N Street，N. W.
Washington，D. C. 20037-1127

你也可以通过网站www. nrmp. org在线订购NRMP出版物，这些出版物列示如下：

《NRMP学生手册》(NRMP HANDBOOK FOR STUDENTS)

《NRMP学生手册》对美国医学生免费，面向美国四年级医学生。

《NRMP独立申请者手册》(NRMP HANDBOOK FOR INDEPENDENT APPLICANTS)

与《NRMP学生手册》类似，这个免费的出版物是独立申请者必读的。你可以打电话（202）828-0566申请获得。《NRMP独立申请者手册》包括学生手册中相同的话题，此外，还包含匹配资格证书验证指导、NRMP出版物订购单、NRMP专科匹配服务覆盖的专科匹配数据。

《NRMP目录》(MRMP Directory)/参与匹配计划的医院和项目

《NRMP目录》是参与匹配的住院医师培训项目的目录。目录的第一部分根据项目所在医院编排，在这一部分，你能够看到你所感兴趣的医院还有什么其他专科的培训项目。例如，由于对家庭医学住院医师来说内科项目的存在通常意味着较低水平的培训，家庭医学的申请者可能希望寻找没有内科项目的医院。第二部分根据项目的专科编排，更加有用。你会在注册时免费获得匹配前的版本，也会在匹配年的秋季获得修订版本。

《NRMP项目匹配结果》(NRMP Program Results)/匹配项目满员和未满员列表

如果你要找出你专科的哪些项目去年没有满员，就查阅本书。《NRMP项目匹配结果》在匹配日向未获匹配的申请者发行，这些申请者必须进入争夺阶段。

该书的第二部分列出了所有职位都没有人匹配的项目，这将是大开眼界的，并且能够让你更好地了解竞争性的区域发展趋势。如果你是一个高竞争性专科的边缘性候选者，你可能要考虑申请几个去年未满员的项目。事先要说明的是这些项目未满员可能是有正当原因的。尽管此出版物应该是只对在上次匹配中未获得职位的申请者免费，美国医学生可以到学校的学生事务办公室找到一本。

《NRMP 数据》(NRMP DATA)

NRMP 网站有大量的信息，还有上一年度匹配的详尽数据和前面几年的发展趋势。它跟踪匹配的发展趋势，并从你和你的目标专科的角度考察申请者人数与职位的比例。数据报告还列出了每家医院的每个专科，给出了他们提供的职位和剩余的未满员职位数量。网站的 NRMP 数据与统计部分（www.nrmp.org/data/）包含了几个值得研究的出版物。

一定要查阅 NRMP 数据，其结果很可能让你大吃一惊！

NRMP 还基于申请者的证书追踪匹配结果。该书在其主要数据部分给出了结果，名为“匹配结果曲线图”。例如，它显示每个专科被匹配或未被匹配申请者的 USMLE 第一步考试的平均成绩。不过，也不要使自己迷失或被这些数据压倒，要把它当作正确评估自己在给定专科中竞争力的工具。统计结果应该有助于你决定申请多少个项目，以及是否要申请有更好匹配机会的第二领域。

《住院医师培训通用申请和项目指定卡》

使用 ERAS 或旧金山匹配中的项目不使用通用申请，不过某些项目（例如耳神经科）以他们自己的格式接受该申请。你在注册匹配时会得到一个或两个通用申请。没必要购买额外的申请，因为你可以向接受申请的几个项目提交通用申请的复印件，如果你需要更多，多复印几份即可。

你还会与你的通用申请一起收到一份免费的项目指定和认可卡。这张寄给自己的确认已收到申请的卡片没什么用，卡上连给项目秘书确认收到推荐信和医学院成绩单等其他材料的空白处都没有。

八、住院医师申请电子服务

住院医师申请电子服务（ERAS）由美国医学院协会在 1995 年引入，旨在使住院医师申请过程自动化。该服务通过互联网，将住院医师培训和专科资深进修（fellowship）申请、推荐信、院长信函、成绩单和其他支持性资历证明从申请者和医学院传送到住院医师培训和专科资深进修项目的主管。

ERAS 有三个不同的申请周期，申请者可在这些周期内申请住院医师或专科资深培训项目：

- 住院医师培训周期：西医住院医师培训匹配从 9 月份开始。住院医师培训项目从每年的 10 月份起开始接受申请。NRMP 住院医师培训主匹配发生在下一年 3 月份的第三个星期五，住院医师在当年的 7 月 1 日开始培训。
- 7 月份开始的周期：通过整骨疗法实习/住院医师注册项目，整骨疗法实习和专科资深培训项目 7 月份开始接受申请，该项目由国家匹配服务公司管理。排序表 1 月份到期，匹配在 2 月份进行。申请者 7 月 1 日开始培训。该周期中的专科资深进修通常在接受申请同年的 12 月份进行匹配，进修者在下一年的 7 月 1 日开始培训。
- 12 月份开始的周期：附属专科培训项目 12 月 1 日开始接受申请。有附属专科的专科匹配一般在 5 月或 6 月进行。申请这些专科项目的申请者通常在下一年的 7 月开始培训。

1. ERAS 如何运作？

ERAS 允许申请者、申请者所在医学院和申请者所申请的项目提交并访问申请资料，包括申请表、推荐信、医学生学业评估（MPSE）和成绩单。申请者通过 MyERAS 访问 ERAS，使用它选择要申请的项目，提交申请，并指示医学院给各个项目分发文件。医学院通过院长办公室工作站（DWS）软件访问 ERAS，该软件允许医学院职员为申请者生成并分派 ERAS 令牌。这些令牌在注册 MyERAS 时是必需的。申请者在 MyERAS 完成申请后，DWS 允许医学院职员提交与申请者对应的支持文件（成绩单、推荐信等）。

最后，住院医培训项目通过项目主管工作站访问 ERAS，接受申请者的资料，审核、评估并为申请者排序。所有这些都通过 ERAS Post Office 进行。

2. 使用 ERAS 的优点

- 高效：使用 ERAS，你不必为你申请的每一个项目完成申请并请求支持资料。你完成一个申请，然后可以把它发送给你选择的所有项目。
- 用户友好：它很直观，简单易行的操作指令指导你相对轻松地完成申请过程。
- 灵活性：你自己决定在申请过程中使用几份个人陈述和推荐信，你为每个项目分派这些文件。你可以指定所有的项目接受同样的文件，也可以为单个项目订制文件。

3. 参与住院医师培训周期的专科（2014—2015 年度）

- 麻醉科
- 陆军和海军住院医师项目
- 皮肤科
- 诊断放射科/核医学

- 急诊科
- 急诊科/家庭医学
- 家庭医学
- 内科学（包括内科/麻醉科、内科/皮肤科、内科/急诊、内科/遗传、内科/神经、内科/儿科、内科/预防、内科/心理）
- 内科/家庭医学
- 神经发育障碍
- 神经外科
- 神经内科
- 核医学
- 妇产科
- 骨外科
- 耳鼻喉科
- 病理科
- 儿科（包括儿科/麻醉科、儿科/皮肤科、儿科/急诊、儿科/遗传、儿科/ 物理和康复、儿科/心理、儿童和青春期）
- 理疗和康复医学
- 整形外科和整形外科整合
- 预防医学（公共卫生、通用、职业和航空）
- 精神科
- 精神科/家庭医学
- 放射科
- 普外科
- 胸外科
- 过渡年（为某些专科做准备的一年，这一年中住院医没有科室区分，培训既包括内科也包括外科）
- 泌尿科
- 血管外科

4. 住院医师申请者 ERAS 过程步骤

第 1 步

在你申请之前，最好直接联系要申请的项目，以确定他们是否使用 ERAS。你可以访问项目的网站来了解他们的要求和申请机制（ERAS 或之外）。

通过 ERAS 接受申请的项目会将此信息告知申请者。尽管 MyERAS 显示有些项目会通过 ERAS 接受申请，但有些可能会在 ERAS 软件分发后改变政策，所以要在申请前直接联系。

第 2 步

在美国毕业的医学院学生要联系所毕业的学校的院长办公室，以确定何时能够获得 ERAS 令牌。国际医学毕业生（IMG）和加拿大的申请者应联系他们指定的院长办公室，以了解获得 ERAS 令牌的程序。

在匹配季，申请者应尽早获得 ERAS 令牌，并开始填写申请。

第 3 步

访问 ERAS 网站 www.aamc.org/eras，完成你的申请和指定列表。ERAS 提供的在线帮助和住院医师申请事项表将在完成 ERAS 申请和整个过程中给予指导。

第 4 步

最终完成预备给你所选项目发送的申请资料。

- 发送一张近照给你指定的院长办公室。
- 请求所有的为你写推荐信（LoR）的人将推荐信发送到你指定的院长办公室。
- 确保申请的每个板块都已完成，并最终确认你的项目指定列表。一旦申请发送到 ERAS Post Office，就再也不能删除任何项目。

第 5 步

使用 ERAS 的申请者文件跟踪系统（ADTS）确认支持文件已上传到 ERAS，且随后被项目下载。

经常查阅你的电子邮件，了解 ERAS 通过 ADTS 发来的额外信息要求和邀请。

5. 申请专科资深培训

专科资深培训通常要求申请者事先完成一个住院医师培训项目。请联系专科资深培训项目以获取其特定的要求和申请说明。

专科资深培训申请者的 ERAS 过程步骤：

第 1 步

直接联系项目以了解其参与 ERAS 的状态，他们参与的 ERAS 申请周期（7 月周期或 12 月周期），他们的项目要求以及申请他们项目的机制（ERAS 或之外）。

第 2 步

联系 ERAS 专科资深培训文件办公室（EFDO）以获得电子令牌、访问 My-ERAS 的说明和使用 ERAS 完成申请过程的信息。

第 3 步

访问 ERAS 网站 www.aamc.org/eras，完成你的申请和指定列表。使用在线帮助和专科资深培训申请者时间表指导你完成 ERAS 申请。

第 4 步

使用 EFDO 在线服务提交你的医学院成绩评估（Medical School Performance Evaluation，MSPE）、医学院成绩单和照片。推荐信可以通过 ERAS 的推荐信门户提交。

联系你的医学院以确定其发布医学院成绩单和 MPSE 的政策。如果你的学校不直接发给你，他们将使用其医学机构文件上传服务直接提交给 EFDO。

第 5 步

使用 ERAS 的申请者文件跟踪系统（ADTS）确认支持文件已上传到 ERAS，且随后被项目下载。经常查阅你的电子邮件，了解 ERAS 通过 ADTS 发来的额外信息要求和邀请。

6. 使用 ERAS 的资深培训专科

- 青春期医学
- 过敏/免疫科
- 心血管疾病专科
- 结肠和直肠外科
- 危重护理
- 内分泌科
- 女性盆腔医学和整形外科
- 消化科
- 老年科（家庭医学和内科）
- 妇科肿瘤
- 血液科
- 血液科/肿瘤科
- 临终关怀与姑息治疗
- 传染性疾病
- 介入心脏病学
- 母胎医学
- 遗传学
- 新生儿/围产医学
- 肾病科
- 肿瘤科
- 儿童心脏科
- 儿童危重护理医学
- 儿童急诊科（急诊和儿科）
- 儿童内分泌科
- 儿童消化科
- 儿童血液科/肿瘤科
- 儿童传染性疾病
- 儿童肾病科

- 儿童肺病科
- 儿童风湿病科
- 儿童外科
- 呼吸科
- 呼吸疾病/危重护理医学
- 风湿病科
- 睡眠医学
- 胸外科
- 血管外科

请注意，尽管大多数专科参与了 ERAS，有些项目并不参与。请直接联系你感兴趣的项目，以了解它们的申请程序。

MyERAS 包含一个可选的项目列表，你可以用它指定哪些项目能够接受你的电子申请资料。因为 ERAS 并不是项目参与信息的权威来源，你要在申请前确认你感兴趣的项目。

医学院教育评审委员会（ACGME）认可项目的在线目录可在 acgme. org/ads/Public/Programs/Search 上获得。

美国整骨疗法协会认可项目的在线目录可在 opportunities. osteopathic. org/上获得。另外，还有一些特定的专科目录，例如 AAFP 的家庭医学住院医师目录 nf. aafp. org/residencydirectory，它可以按地区、项目规模、社区环境、项目种类、福利收益等进行查询。

美国西医和整骨疗法的医学院学生和毕业生请联系你所毕业学校的院长办公室，以获得 ERAS 信息和处理程序。

国际医学毕业生应尽早联系外国医学毕业生教育委员会（ECFMG），以获得使用 ERAS 申请住院医师项目的说明。ECFMG 的作用相当于国际医学毕业生使用 ERAS 的指定院长办公室。

加拿大的申请者应联系加拿大住院医师匹配服务（CaRMS），请访问 www. carms. ca。有意申请专科资深进修的申请者请参考 www. erasfellowshipdocuments. org 上的 EFDO 内容。

7. 院长办公室工作站

指定的院长办公室要将你的推荐信、MSPE、成绩单和照片通过 ERAS PostOffice 传送到你所申请的项目。

专科资深培训文件办公室和指定院长办公室自行确定其处理 ERAS 资料的程序和时间安排。请务必确认你理解并遵循这些程序，以确保你的 ERAS 资料会被按时处理。如果在处理你的申请方面有任何问题，请联系指定院长办公室。

8. 项目主管工作站

项目主管工作站（PDWS）根据申请者身份编号组织电子文件夹，旨在允许项目有效地下载和审核住院医师申请。项目主管使用 ERAS 的多种功能来对申请进行审核与评估。在申请时，ERAS 申请和 NRMP 申请使用相同的姓名是非常重要的，这样做能够使项目准确、方便地找到你的申请信息。

第 2 节　选择专科

一、选择专科时要考虑的因素

在你的医学事业中，选择专科可能是最为困难的决策之一。如果你能穿越时空事先看看你作为家庭医生、外科医生、儿科医生或放射科医生的事业发展，那当然就轻松多了。但是与此相反，你和其他医学生必须基于在临床轮转的有限经验来选择决定专科。通常，那些最初的临床经验都很有趣，又令人兴奋，以至于你可能会认为你永远也无法决定哪个专科最适合你。一个极特别的经验可能会说服某些人追寻一个确定的专科，但大多数医学生在有了许多临床和非临床经验后仍要考虑多个选择。如果你对各个专科有均衡的了解，并对自己的能力和兴趣有一定认识，你会找到正确的选择的。

在做出决策之前，先回答以下决定你个人和职业需求的问题：

- 在你最初决定成为一名医生时，你的初始目标是什么？它们还继续有效吗？
- 你觉得在医生的角色当中哪些方面最有价值？是智力上的挑战、帮助他人的能力、他人对医生这种职业的尊重、生活方式的安全可靠、生活方式的奢华或是自主工作的能力？你最看中哪些？
- 你认为哪种医患关系能给予你最高的成就感？
- 你想要什么类型的生活方式（给家庭的时间、给其他兴趣的时间、收入水平，等等）？
- 你希望在什么样的社区以及何种临床环境中行医？
- 你最看重你的哪些技能（人际交流、分析、技术等）？这些技能对你眼中某些特定专科与你的适合程度有哪些影响？
- 你有没有遇到过特别令你不舒服或感觉不适合自己的临床状况或者某种类型的患者或患者家属？

要回答这些问题需要相当的成熟度和洞察自己的能力。一定要对自己完全诚实，才能对你的选择充满自信。高估或低估自己都是危险的，所以最好要从在个人或职业上了解你的人那里获取反馈。在这个专科选择阶段，导师是一个很好的资源。

在你开始对自己想要的职业生涯形成某些想法时，你将会对特定的专科及其对应的培训项目产生新的问题。花点儿时间记下你对有兴趣的每个专科已经了解的信息。你所了解的这些信息准确并完整吗？

你还需要知道什么？你感兴趣的每个专科，看看以下各项哪些你知道，哪些你不知道：

1. 业务特征

- 与患者接触的多少
- 患者的类型和多样性，包括年龄、性别和病症
- 需要的技能
- 常见病和患者遇到的问题
- 在该专科内可选的从业类型
- 专科中正在进行的研究
- 该专科所带来的生活方式

2. 住院医师培训项目

- 培训时长
- 培训目的：住院医师培训能练就什么样的能力？
- 住院医师位置的多寡（例如：可用空缺数量、这些空缺的竞争状况）
- 相同专科中不同培训项目的差异（例如：地理位置或机构差异）
- 住院医师进一步资深培训的可能性（例如：附属专科或专科进修培训的要求）

3. 总体展望

- 业务机会的可获得性（例如：对患者或业务场所的竞争、对医生的需求）
- 该专科业务模式的现行趋势或变化（例如：职业责任保险费用的影响，Medicare 报销政策的变化，医疗改革立法）
- 可预见的该专科范围内的创新（例如：新的业务模式、新技术、新药品、新方法）

如果你需要更多帮助来回答这些问题中的一部分，这说明你已经拥有了很多信息。如果你的学校有教师顾问系统或职业顾问办公室，请使用它并咨询。尽可能接触那些你已经建立联系的教师或医生。

你还可以寻找你医学院之外的医生的帮助，特别是如果你还没有接触过所有专科的医生。寻找机会观察在非学术环境下医生是如何处理病人的，你还应该请学校的教师为你推荐介绍有相似兴趣的医生。充分利用各种机会认识各个专科的医生，也许是你们学校举办的活动或会议（例如职业日）。通常，当地医疗学会或专科学会都举办对学生开放的会议。

利用选修时间来探索专科选项是极为有帮助的，尤其是当你想在某一专科得到更多经验的时候，你可以选择在你的机构内选修或者去其他院校选修或见习。

本校之外的选修课也是一个访问你感兴趣的住院医师项目的机会。你可以安排在社区的私人诊所或另一个教学机构作见习。这种选修课既可以以临床为主，

也可以囊括一些研究、社区服务或是领导角色等等。向你医学院的指导教师或学生事务办公室询问关于本地见习机会的信息。联系你当地的医疗学会、国家医疗专科学会、地区健康教育中心或者其他教学机构（医学院的院系或住院医师项目），以获得实习轮转的信息。访问 AAFP 学生网站 www. aafp. org/clerkships 查阅家庭医学和相关临床领域的见习和实习目录，这些领域包括乡村医疗、运动医学、全球医学、临终关怀与姑息治疗、人口与公共卫生等。

请尽早为你的实习做计划。尽管你学校的课程可能不允许你在第四学年之前做实习，严谨的计划能够使你在住院医师选择过程之前认真评估你的专科选择。

下列参考资源和组织名单可能是有用的。一些出版物定期出版一些关于职业选择、专科趋势、住院医师职位类型和数量变化的专题文章。

请记住，许多信息来源会提供有偏见的信息。一般来讲，如果你有问题或质疑，可以先从你已有的信息中找到一些共同主题，然后列出利弊做对比。只有你知道什么是适合你的，不要让任何单一的信息决定你的选择。所以，要尽可能从多渠道获得信息：同学、高年级学长、住院医师、指导教师、院系主任、私人诊所医生、亲属、朋友和医疗组织等。

不要想当然，要从大角度，没有偏见地查看你所考虑的专科。像一生中的其他重要决策一样，你做出这一决策时肯定还带着些疑问。不过，如果你在处理这一决策时诚实地审查你自己，并努力获得了最佳的可用信息，你就可以相信你的决定是正确的。

二、推荐参考资料

1. 图书

Graduate Medical Education Directory，美国医学会，2013—2014 版

通常被称为“绿皮书”，这是由美国医学院教育评审委员会认可的所有专科住院医师培训项目的官方目录。它包括每一类培训项目的认证要求，以及每个专科住院医师项目和住院医师职位数量的一些统计信息。该书在大多数医学院的图书馆都有，也可以在美国医学会（AMA）的网站 commerce. ama-assn. org/store/上在线购买。到你的院长办公室或招生办公室看看是否有在线版本的订阅。你也可以通过 AMA 的专科进修和住院医师电子互动数据库（FREIDA Online）访问书中的很多信息。参见本节的网站列表。

The Ultimate Guide to Choosing a Medical Specialty，第 3 版，Freeman BS 编著，McGraw Hill，2012

本书概况了主要的医学专科，并有助于深入了解专科决策过程，由不同专科的医生编著。

Iserson's Getting into a Residency：A Guide for Medial Students，第6版，Iserson KV编著，Tucson，AZ：Galen Press，Student Ltd.，2003

这本书是选择医学专科过程和获得住院医师职位的步进式指南，为专科选择、住院医师项目选择和面试提供了很有价值的信息。

How to Choose a Medical Specialty，第5版，Taylor AD编著，Minneapolis，MN：Publish Green，2012

这是一个很受欢迎的关于专科选择过程的信息资源。它包括主要专科的概述、预期供求关系的数据、专科的经济前景以及住院医师培训的信息。

Choosing a Medical Specialty：The AMA's Resource Guide for Medical Students，第3版

本书提供了主要专科和附属专科的深度信息，旨在简化医学生在选择专科时所使用的资源，包括匹配数据和各专科的职业信息统计。

2. 网站

- 医学职业（C/M），由美国医学院协会主办
  www.aamc.org/cim/http://www.aamc.org/cim/
- 选择专科，由美国医学会主办
  www.ama-assn.org/ama/pub/category/7247.html
- 专科进修和住院医师电子互动数据库（FREID Online），由美国医学会主办
  www.ama-assn.org/ama/pub/education-careers/graduate-medical-education/freida-online.pagehttp://www.ama-assn.org/ama/pub/education-careers/graduate-medical-education/freida-online.page
- 医学院和住院医师，美国家庭医生学会主办
  www.aafp.org/med-ed
- 医学专科能力倾向测试，Dr. FPeter Filsinger等人主办
  www.med-ed.virginia.edu/specialties/

3. 期刊文章

Selection criteria for residency：results of a national program directors survey. Green M，Jones P，Thomas J，Jr.，Acad Med. 2009；84（3）：362-367.

Physician career satisfaction across specialties. Leigh JP，Kravitz RL，Schembri M，Samuels S J，Shanaz M. Arch Intern Med. 2002；162（14）：1577-1584.

msJAMA：The rural *vs* urban practice decision. Rabinowitz HK，Paynter，NP. JAMA. 2002；287（1）：113.

msJAMA：Is medical school the right place to choose a specialty? Schafer S，Shore W，Hearst N. JAMA. 2001；285（21）：2782-2783.

第 3 节　国际医学生申请

在美国国家住院医师培训匹配计划（NRMP）的匹配中，国际医学毕业生（IMG）被广义地定义为在美国、加拿大和波多黎各之外的医学院毕业的学生。IMG 又分为美国公民 IMG 和非美国公民 IMG。这个群体大约占美国住院医师和美国执业医师的四分之一。美国医疗服务机构和住院医师培训项目的满员都严重依赖于 IMG 的申请，他们在为美国城市和乡村的医疗服务机构提供医生，美国所提供的住院医师培训职位大约超过了美国医学院毕业生人数的 30%，这些职位必须被填满，住院医师培训项目为此很期待 IMG，IMG 起着非常重要的作用。

在 2006 年，200 多个国家的大约 217 700 位 IMG 获得了医学学位，这大约占 915 500 位美国执业医师的 24%。与美国医学毕业生相比，IMG 整体上在人口统计学方面有区别，也有相似之处（表 3-1）。例如，半数以上的 IMG 参加了基础医疗培训，而美国的医学毕业生只有大约三分之一。内科是 IMG 最普遍的初级专科，随后是家庭医学、儿科、外科预备、精神病科和神经科。IMG 人数从 20 世纪 70 年代之后增长超过 10 万，主要是在上述提及的各个专科。从美国医师总数量上看，IMG 在 20 世纪 80 年代大约占 21%，21 世纪初大约占 24%。IMG 比例最高的州是新泽西和纽约，大约 4%的医生是 IMG。伊利诺伊和佛罗里达州拥有大量的 IMG，约占医师总人数的 30%。针对 IMG 初始行医地点的近期研究发现，他们更多地位于接受毕业后医学教育（GME）培训医院所在的州，而不是去选择有更严格执照要求的市场。研究进一步显示，IMG 医师更愿意在 IMG 占较高比例的市场，暗示既有的 IMG 网络起着一定的作用。

表 3-1　国际医学生的匹配结果

申请者	2010 年	2011 年	2012 年	2013 年	2014 年
美国公民 IMG	5133	5095	4279	3769	3695
美国公民 IMG 匹配百分比	53	52.8	49.1	50	47.3
非美国公民 IMG	7334	7568	6828	6659	7246
非美国公民 IMG 匹配百分比	49.5	47	40.6	40.9	39.8

数据来源：NRMP DATA

另一项针对美国毕业生和 IMG 委员会专科认证的研究发现，IMG 的委员会认证比例比美国毕业生低。一个分组的分析显示，非美国公民 IMG 的认证比例比美国公民 IMG 高。另外，在“9·11”灾难性恐怖袭击之后，移民和获得签证变得更有挑战性了。总之，这些发现说明，申请在美国培训的 IMG 必须不仅要具备作为一名好医师所需要的医疗技能和知识，还有对住院医师培训和认证的复杂过程有详尽的了解。本节内容将讲解这一复杂的过程。

与美国毕业生相比，IMG 要通过更长的住院医师培训申请过程，随后是对 IMG 不太有利的面试过程。确实，某些研究显示在比较具有相似技能和能力的 IMG 和美国医学生时，美国毕业生在招聘过程中更加受到优待，原因有好几个，其中包括要将美国毕业生排位较高以避免在项目中补充美国毕业生。尽管存在不公平，整个过程还是被设计得确保尽可能降低对住院医师公平性的差异，无论其毕业于美国的医学院还是国外的医学院。

一、一般过程

对任何申请者而言，完成申请和匹配过程所需的金钱、情感和时间的付出毫无疑问都是重要因素。国际医学毕业生还要面对出国旅行、申请签证、获得安全许可和在一个新的国家安置下来等额外的挑战。然而，只要你组织得当、按部就班、眼睛盯住大奖——匹配日，这些目标不是不可能实现。坚定的承诺和百折不挠的精神是在匹配过程获得成功的两个最重要的要素。

如果你要寻求在美国的培训，要在医学院学习时就开始计划。通常，最佳的时间是第三或第四学年，在实习轮转完成的时候。目标是获得美国医学生的典型证书。大多数美国医学项目的四年级学生已经完成他们所期望的住院医师培训所对应的专科实习，有些还在他们将申请住院医师培训职位的机构做了轮转。因此，国际医学毕业生应当努力在美国机构中做所选专科的实习，这一过程必须在临床年的早期开始。

在美国的实习有许多优势：

- 获得美国临床环境的第一手经验。由于医疗/法律和保险原因，一旦你完成了医学院的学业，要在美国获得接触临床的机会是极其困难的。
- 给美国的教师留下一个良好的印象，为将来写推荐信物色人选。
- 利用机会进入某些比较愿意接受 IMG 的机构。
- 在以前做过实习的机构提升获得面试机会的可能性。
- 为参加实习轮转申请签证可能比住院医师培训的签证会更加容易，因为有些前提条件都是相同的。

显然，在美国做实习增加了额外的成本，例如飞机票、签证费用、食宿费用和在美国国内旅行的费用。

即使在美国作为医学生实习有许多益处，但这绝不是成功匹配的必须要求。实际上，大多数 IMG 在到达美国之前并没有做过实习。对每一个 IMG 而言，在美国建立自己的医疗职业的第一步是要解决“我何时应该到美国?”的问题。如果你在医学院期间无法到美国实习，你还是需要到美国参加 USMLE 第二步考试，其后还要参加面试。所有希望获得美国专科委员会认证的国际医学毕业生必须在美国接受培训，从毕业后第一年（实习医生年）开始。

与外国医学毕业生教育委员会（ECFMG）联系获得申请材料是非常重要的。他们的网站 www. ecfmg. org 有申请信息和时间表，并附有 USMLE 各阶段考试的截止时间。本节后面也会提供这些开始的时间。

选择了在美国培训之后，要收集全美国你所希望专科每个项目的信息。通过特定项目协调人或项目官方网站，你能够得到更多的信息。信息的一个重要来源是正在培训的医师或住院医师。例如，www. studentdoctor. net 或 www. imgforum. com 这样基于网络的论坛会为你提供对每个项目的洞见。一定要牢记，这些论坛不是正式的信息来源，只是代表了发帖人自己的看法。与单个项目联系可能也会得知哪些住院医师培训项目的同学不介意被打搅。

下一大步就是准备 USMLE 考试。通常在毕业后马上参加考试是最好的，那时刚学到的知识还在你的大脑中。其实 USMLE 高分对 IMG 获得住院医师培训职位并不是必须的，但它有助于你获得良好的面试机会，进而在匹配过程中为你打开更多的门。大多数 USMLE 考试能够在你的国家参加（ECFMG 网站上有更多的信息）。目前，第二步临床技能考试只能在美国选定的几个中心参加。一旦你完成考试，你将能够通过 NRMP 匹配申请你选择的住院医师培训了。

对 IMG 最麻烦的一个问题是他们的 USMLE 成绩是否足以确保获得美国面试机会。本节后面的内容为 IMG 提供了提高获得面试机会的策略。不过，会有一些具有接近完美成绩的 IMG 被匹配到最不愿意去的住院医师培训地点，而一些只有平均成绩的却获得了良好的匹配结果，原因在于研究经历、出版物、美国实习经历或出色的推荐信等。

你可以在你的祖国做住院医师培训，然后到美国做专科资深培训。不过，如果你希望获得美国专科委员会的许可，你必须在美国开始并完成毕业后（住院医师）培训。一旦你决定希望进入美国的匹配，你要花时间认真考虑申请哪个专科。如上所述，许多 IMG 申请基础医疗住院医师培训，因为大家普遍认为 IMG 在该领域成功率比较高。实际数据确实支持这一看法。近年来，四分之一的家庭医学住院医师是 IMG，而眼科住院医师只有 2% 是 IMG。尽管这些数字并不能阻止 IMG 申请其他专科，它们确实指明了 IMG 在历史上最成功的领域。同时，IMG 在一些领域表现不佳的观点并没有得到最新数据的证实。例如，《内科年鉴》中的文章发现，在内科培训考试中 IMG 超过了美国医学毕业生。

一旦你选定了你希望匹配的领域，你会发现申请项目的过程与美国医学毕业生很相似。表 3-2 给出了必要的组成部分。

表 3-2 申请项目步骤

1. 请你的医学院确认你已经完成 2 年的基础科学学业
2. 申请并通过 USMLE 第一步考试
3. 申请并通过 USMLE 第二步（临床知识）考试
4. 从医学院毕业并获得学位
5. 将学位证书的副本发给 ECFMG
6. 获得有效的 ECFMG 认证
7. 在医学院毕业后一年内通过 USMLE 第二步（临床技能）考试
8. 向 ERAS 发出申请
9. 向 NRMP 注册为独立申请者
10. 研究并选择项目，通过 ERAS 电子申请
11. 获得面试邀请并参加面试
12. 通过 NRMP 为项目排序
13. 审阅不同项目的签证选项，开始为签证准备文件
14. 审阅你申请的每个州的许可要求，考虑为你优选的州准备文件

二、美国医师执照考试

美国医师执照考试（USMLE）第一步、第二步临床知识和第二步临床技能考试是设计用于评估你是否为进入美国住院医师培训项目做好准备的一系列医学考试。美国住院医师培训项目的主管在比较每个医学毕业生申请者时遇到了困难，因为美国不同的医学院分级方法、要求和竞争水平都有所差异。比较逐个 IMG 和美国医学毕业生也是极具挑战性的，USMLE 步进考试至少提供了这类比较所需的一个客观标准。因此，考虑美国住院医师培训的任何 IMG 必须通过这三个考试，特别是第一步考试。

以下是关于 USMLE 的一些主要情况：

- USMLE 第一步和第二步临床知识考试现在统一通过计算机管理，在全球连续统考。
- 考试由 ECFMG，而不是全国医学考试委员会（NBME），为美国医学生和 IMG 承办的。
- 为注册 USMLE 第一步考试，你必须在医学院完成基础科学学业。
- USMLE 第二步临床知识和临床技能考试要求在医学院毕业后一年之内注册申请。

- 为了获得 ECFMG 的认证，IMG 必须通过一个医学科学考试。在 USMLE 第一步和第二步临床知识考试获得通过的成绩能够满足这一认证要求。只要满足这些初始资格要求，你可以以任何次序参加第一步和第二步临床知识考试。
- 第二步临床技能考试替代了原来 ECFMG 承办的临床技能评估（CSA）。临床技能考试全年在五个地点举办，分别是亚特兰大、芝加哥、休斯敦、洛杉矶和费城。该考试旨在使学生展示收集、分析数据和与患者交流的能力。
- USMLE 第三步考试注册只能在你完成住院医师培训 1～3 年期间注册，或者你是不参加匹配的医师（表 3-3 是 USMLE 各步考试通过率的情况）。
- 如果你打算申请 H-1B 签证，你需要通过第三步考试。另外，关于在完成第一步考试后多长时间内有资格参加第三步考试有时间限制，通常是 7 年。不过，你应当在 USMLE 网站上确认符合你的情况的准确时间期限。

USMLE 的确定信息来源是 USMLE 信息公告板，在其网站 www. usmle. org 上可以找到。

表 3-3　USMLE 考试初次通过率

第一步考试	2013 年度	2014 年度
美国医学生	95%	95%
国际医学生	79%	78%
第二步临床知识考试		
美国医学生	97%	96%
国际医学生	84%	80%
第二步临床技能考试		
美国医学生	97%	95%
国际医学生	76%	74%
第三步考试		
美国医学生	96%	96%
国际医学生	87%	87%

数据来源：USMLE 网站

三、外国医学毕业生教育委员会认证

美国的外国医学毕业生教育委员会（ECFMG）成立于 1956 年，目的在于评估国际医学毕业生是否能够进入美国医学教育评估委员会认可的住院医师培训项目。在你开始一个毕业后的教育项目之前，你必须得到 ECFMG 的认证。更多信息请访问 www. ecfmg. org。

对IMG而言，ECFMG大概相当于匹配过程中的院长办公室。ECFMG认证是一个单调沉闷的过程，但如果你希望被美国的住院医师培训录取，它是非常必要的。实际上，根据美国法律，没有ECFMG认证的IMG对美国的住院医师培训项目是“不可见”的。除了通过必要的考试，ECFMG认证的申请者必须满足特定的医学教育证书要求。所有IMG都必须进入在ECFMG网站上的国际医学教育目录（IMED）列示的医学院学习至少4个学分年（为已完成医学课程颁发学分的学年）。医师的毕业年度必须包含在医学院的IMED列表之中。

另外，ECFMG要求提供由医学院适当官员核准的医学教育证书。如果你在向ECFMG提交申请时已经从医学院毕业，必须提交学位证书复印件和一张近照。如果你仍然是学生，你必须在你刚毕业时提交学位证书复印件和一张近照。如果你的文件不是英文的，还必须提供英文翻译。当ECFMG将你的医学学位证书寄到你的医学院核实时，ECFMG会要求医学院在将你的证书返还ECMG时加上你的最终成绩单。在邮寄证书要求医学院核实和从你的医学院收到证书核实时，ECFMG将书面通知你。

1. ECFMG认证要求

国际医学毕业生必须达到认证的所有要求，ECFMG随后将颁发一个标准ECFMG证书。

申请包括：确认身份、联系信息、从医学教育与研究推进基金会（www.imed.faimer.org）的国际医学教育目录（International Medical Education Directory，IMED）列表中的医学院毕业和法律责任豁免书。

2. 考试要求

IMG必须通过第一步和第二步美国医师执照考试（USMLE），美国和加拿大的毕业生也要参加这两个考试。申请可能有时间限制。USMLE的详细信息请访问www.usmle.org。

3. 医学教育认证要求

- 申请者的医学院和毕业年度列于国际医学教育目录（IMED）
- IMG在至少4个学年被医学院授予学分
- 完成所有学分课程的证明文件并获得最终医学学位
- 最终医学院成绩单

4. 认证过程

认证过程的第一部分从你向ECFMG申请USMLE/ECFMG身份编号开始。一旦你获得这个编号，你就能够用它来完成ECFMG认证申请。一旦你提交了你的认证申请，你就可以申请参加考试。

医学院在校生和毕业生都能开始认证过程。但由于认证的一个要求是确认你的医学院学位，在毕业前你无法完成认证过程。

只要你达到了资格要求，你就可以申请认证所必须参加的考试。所有必须的考试在全年都可以参加。

美国联邦医学委员会发布各州的初始行医执照要求，包括最低的毕业后培训要求、允许参加执照考试的次数、为获得执照资质需要完成的考试序列的时间限制等。详细信息在 www. fsmb. org/usmle_eliinitial. html。

四、匹配

关于匹配的一般信息，请参阅第 1 节的内容。

国家住院医师匹配计划（NRMP）网站 www. nrmp. org 有一个“申请者用户指南”，其中包含给国际医学毕业生的信息。IMG 需要在 9 月份之前满足所有要求，才能在 1 月中旬提交排序表（ROL）前完成认证。如果你在 9 月前未能通过 USMLE 考试，你可能无法被 NRMP 录取。不过，你可以申请匹配计划之外的项目。

美国医学毕业生在申请竞争性较低的专科时会申请 8～12 个项目，竞争性较高的专科申请 15～20 个项目；IMG 申请竞争性较低专科应至少提交 20～30 个项目申请，竞争性较高专科则要申请 30～40 个项目，要包含教学性和社区性两种医院。申请应当尽早提交。在你等待的时候，你可以开始研究签证选项，甚至开始为你希望匹配到的州的行医执照做一些准备工作。在匹配日，如果一切顺利，你将会知道你会去那里，并开始申请签证。

五、使用住院医师培训电子申请服务

住院医师培训电子申请服务（ERAS）几乎替代了过去的书面申请，通过互联网传递住院医师培训申请和证书。要注意某些项目和专科仍然要求书面申请，包括儿童神经科、耳神经科和眼科。另外，特定的专科会有“提前匹配”日期，其截止时间也更早。ERAS 面向所有美国医学毕业生，也通过 ECFMG 面向美国和加拿大之外的国际医学毕业生。

建议国际医学毕业生申请范围广泛的项目，因为对 IMG 的接受情况每年会有波动。IMG 还要注意认真审阅个人陈述，熟练掌握英语。因此，一定要关注你的个人陈述，请一位英语为母语的人来为你审阅。进入个人陈述的校对阶段时，多请几位审阅者有助于减少错误。表 3-4 给出了在个人陈述中要避免的内容。

表 3-4　个人陈述中不要包含的内容

讨论美国政治和外交政策
讨论你的财政目标
讨论宗教信仰
任何不是你自己所做的工作。千万不要从网站抄袭那些被称为“完美”的个人陈述，如果被抓到，你肯定不会在美国获得职位
讨论极端争议的话题，例如堕胎、安乐死、死刑和同性恋权利等

六、面试

如果目前为止一切顺利，你将会收到所申请部分项目的面试邀请。你要在事先确定的日期与美国医学毕业生一起参加面试，相关建议请查阅后面的章节。不过，这里有一些需要提及的额外要点。

在你的面试日，你应该对每个项目对待国际医学毕业生的整体做法有所考察。项目中有许多 IMG 吗？至少过去有过 IMG 吗？

其他国际医学毕业生是极好的信息来源，从他们那里你可以得到关于移民问题和项目对 IMG 支持力度的非常有价值的信息。请记住，来自你医学院 IMG 的正面经历可能为你在该项目打开方便之门。

除了本书第 7 节提供的面试提示外，还要考虑以下建议：

- 用最肯定的词句描述你的学校。美国的项目主管和面试者难免会对外国的医学院有偏见，但他们对不了解的机构还是小心谨慎的。
- 如果你正面地描绘你的医学院，人们很可能就会这样感受它。
- 向住院医师和项目管理者询问关于签证的问题最好要谨慎，因为项目主管可能不了解这方面的信息。
- 将交谈聚焦于医学和培训，在这一点上住院医师、申请者和项目主管的目标一致。
- 你面试的目的应该是说服你的面试者，由于你们在医学上有共同的兴趣，你们的共同之处比他或她想象得更多，即便你是项目面试过的唯一国际医学生。

七、尽量提升你的机会

作为一个国际医学毕业生，在申请知名大学和研究中心附属的教学性医院这类顶级机构时会有一些劣势。在某些情况下，由于太多大学有自己的医学院和其他美国医学院的合格毕业生，这类机构甚至不会考虑给 IMG 面试的机会。不过，这并不是 IMG 的末路，因为每年都有不少 IMG 匹配到有竞争力的机构。下面是一些提升 IMG 机会的方法。

1. 做医学研究

探索所有的选项，从研究职位，甚至研究助理开始。

- 令人啼笑皆非的是，大多数研究性大学和医院通常会有多个不能满员的基于研究的职位。
- 这些职位可能薪酬不高，也可能是因为没有美国的医学毕业生愿意接受一个一年或两年的研究奖学金。
- 另外，这些项目也总是会有一个研究主管办公室或主管研究的院长。该办公室能够为 IMG 提供非常有益的可能的研究职位空缺清单，对合适的候选者通常还有签证支持。

理想的研究职位最好位于候选者希望在其中做住院医师培训的部门。例如，外科住院医师培训是非常具有竞争性的，然而在过去几年中，某些 IMG 匹配到矫形外科、神经外科和普通外科，他们可能起始于研究员，完成 1～3 年的研究，并证明自己是一个可行的候选者，其目标是通过研究获得认可。一旦你通过讲演、论文和出版物获得认可，项目主管可能更愿意将你排在优先的位置。

与一般的看法相反，大型的基于研究的大学实际上对国际医学毕业生更开放，因为他们希望有国际化的感觉，但 IMG 必须要使项目主管、教师和住院医师们了解自己。在一个著名研究机构工作将会提升你被其他教学性医院邀请面试的机会。这样的经历也会给你从这些美国教师那里获得推荐信的机会。

大学医院的某些职位可能不为第一年付薪金，但会为此后的几年提供助学金。尽管这看起来没有吸引力，IMG 可以通过这条路径获得一个好的结果。项目主管对那些被证实能够勇敢面对困难的申请者高看一等。另外，这也显示了一个申请者独立和与团队一起执行研究项目的能力。

2. 获得更高的学位

在美国获得更高的学位是在期望的项目得到面试机会的主要提升因素。由于在附属的公共卫生硕士或理学硕士项目中获得的额外技能、研究和成熟度，这样的国际医学毕业生会显得鹤立鸡群，对教学性/大学项目会更有吸引力。在为更高的学位工作的同时，获得一些临床体验对 IMG 有益无害，可以通过选修和委派，或更非正式地通过临床会议、早会、期刊俱乐部和住院医师项目的教学课程。

鉴于美国医学毕业生在医学院甚至住院医师培训期间争取获得工商管理硕士或哲学博士等夹层学位的趋势，获得更高学位的 IMG 肯定更有竞争力。这种策略的缺点是需要更多的时间付出和财务负担。

3. 参加美国国立卫生研究院（NIH）赞助的研究

尽管这看起来有点难，其实在主要的教学性医院有无数这样的工作岗位。许多首席研究员发现在申请 NIH 赞助时很难找到好的研究人员。国际医学毕业生通常很适合这些职位，因为首席研究员们能够聘用到有能力的专职医学博士，他们能够很好地用医学英语进行沟通。给你带来的好处是这种努力产生的任何出版物都能够极大地提升你的匹配机会。

4. 为研究工作申请奖励

通常会有机会为研究工作申请奖励，然而成功机会不大。许多国际医学毕业生获奖者被匹配到高端项目。其他 IMG 申请者开始参与研究工作并获得优秀的结果，并最终从补助中获益。尽管人数不多，这些 IMG 总是能够获得他们选择的住院医师培训匹配。

另一个优势是，如果你的研究努力获得成功，则有机会申请通往永久住院医师培训的特殊签证。这些是基于格外的能力和成就，以及被评价很高的高水平研究工作。

尽管大多数 IMG 申请并匹配到社区医院，尝试申请大学的教学性医院也是值得的，特别是如果你做过某些研究或实习工作，或者写过论文。要记住教学性和社区医院之间存在差异，尽管二者都致力于为患者提供最佳的医疗护理。

总之，有进取心的 IMG 比那些满足于简单地申请并等待面试的有更多的成功机会。愿意牺牲 1～2 年时间做研究工作的 IMG 申请者可能会发现时间花得很值，因为这会导致更好的认可和匹配到一所好的大学医院。

八、移民

关于移民的信息，请访问美国国务院的网站 travel. state. gov/visa/。

要参加面试，国际医学毕业生必须进入美国，这需要使用访问者 B-l/B-2 签证。这将给你丰富的时间（2～6 个月）来完成面试。不过，一旦到了开始住院医师培训的时间，事情就变得有一点复杂了。

作为一个 IMG，除非你是美国公民或永久居民，工作和培训需要签证。在美国有两种签证能使你接受住院医师培训职位：J-1 和 H-1B（见表 3-5）。大多数赞助住院医师培训项目（Sponsored Residency Program，SRP）倾向于 J-1。首先，这是因为 SRP 获得美国国土安全部授权直接向 IMG 颁发 DS-2019 表格。相反，要代表 IMG 申请 H-1B 签证，必须完成很多书面工作，包括向移民和劳工部提交申请。

九、J-1签证

J-1签证是一种非移民签证，主要特点是：

- J-1签证是凭之能来到美国的最具限制性和不灵活的签证。
- J-1签证也被称为交流访问计划，用于给不同专科的国际医学毕业生提供机会，将在美国获得的培训经验用于其祖国，并提高那里的医疗水平。
- 为使SRP给你发放DS-2019表格，你必须从ECFMG获得认证，表示你有资格参加美国的住院医师培训项目。不过，首先你必须有你国家卫生部签发的证明，显示你的国家需要具有你打算在美国住院医师培训项目所学技能的医师。该证明必须盖有国家政府的印章，且必须有正当指定的政府官员签字，旨在使美国卫生与人类服务部（HHS）部长相信确有这样的需求。

你国家的卫生部应当将该证明寄送到ECFMG。要了解你国家的政府是否签发这样的证明，你需要与卫生部联系，在许多国家的卫生部都有一份医学专科列表，这些专科需要在国外的进一步培训。一个忠告是，如果你要申请内科住院医师培训，而内科医师在你国家并不短缺，声明你在完成住院医师培训后有意继续附属专科培训，可能是有帮助的。

你的证明文字应如下：

Name of applicant for visa: ____________________ There currently exists in ____________ (your country) a need for qualified medical practitioners in the specialty of ____________ (Name of applicant for visa) has filed a written assurance with the government of this country that he/she will return to ____________ (your country) upon completion of training in the United States and intends to enter the practice of medicine in the specialty for which training is being sought.

Stamp (or seal and signature) of issuing official of named country.

Dated ______________

为了促使你国家的卫生部签发证明，你应当提交你与美国的住院医师培训项目签署协议或合同的核证副本。协议或合同必须有你和负责住院医师培训项目的官员的签字。有了DS-2019表格，你就可以去你护照上指明的离你最近的美国大使馆或领事馆申请签证了。

J-1签证申请者必须向签证官证明他们与祖国的居民之间存在有约束力的联系，且不打算断绝这一联系，并且他们只是暂时进入美国。与其他非移民签证一样，你必须证明你将会回到你的祖国。通过证明你在祖国拥有金融资产和个人联系，可以部分地确认这一意图。你还必须显示有能力支付所有的费用。另外，你可能还需要一份无犯罪记录证明，这通常可以通过你国家的安全部门获得。

通常，在安全许可和验证你的文件之后，美国签证官会发放签证。目前，这一过程会需要 1～6 个月，取决于你在哪个国家。当你进入美国时，一定要携带所有文件，包括 DS-2019 和你最初提交给美国大使馆的签证信件。尽管你有签证，有时入关的移民局官员可能会要求查看这些文件。你通常会被许可在美国停留 J-1 项目持续的时间，你的项目持续时间会显示在 DS-2019 表格中。

在“9・11”恐怖袭击之后，引入了一些新的法规，加强了对访问学者在美期间的监视。从 2003 年 1 月 30 日起，所有的赞助住院医师培训项目和学生都要通过学生与交流学者信息系统（Student and Exchange Visitor Information System，SEVIS）注册学生与交流学者计划（Student and Exchange Visitor Program，SEVP）。SEVIS 允许美国国土安全部保存交流学者的最新信息（如录取状态、当前地址等）。从 2002 年 1 月 30 日起，SEVIS DS-2019 表格被用于签证申请、许可和状态变更。该法规的程序细节能够从你申请的赞助住院医师培训项目、你所在机构的国际办公室或国土安全部网站上获得。

1. 参与时长

毕业后医学教育或培训项目的参与时长被限制在正常完成项目所需要的时间。有权决定国际医学毕业生参与时长请求的机构是美国国务院。参与培训项目的最大时长一般为 7 年，除非 IMG 向 ECFMG 和国务院证明他或她的国家在某一专科有特殊需求，需要他或她要接受进一步培训。在 IMG 需要重复 1 年的临床医学培训或为参加委员会认证考试需要时间培训的情况下，会被授予停留延期。7 年过后，法律要求 IMG 或者回国，或者寻求豁免。豁免过程可能需要 1 年以上，如果你打算申请，要尽早开始。更多信息在下面“J-1 豁免”部分，请参考国务院网站签证部分内容 travel. state. gov/visa/。

2. 进入美国之后的要求

所有持 J-1 签证参加住院医师培训项目的国际医学毕业生每年必须为美国总检察长提供誓词（I-644 表格），证明其在所参与的毕业后医学教育或培训项目表现良好，并将在其为之来美国的教育或培训项目完成后返回祖国。

3. J-1 签证的限制

在不晚于进入美国日期后 2 年，持 J-1 签证参与住院医师培训项目的国际医学毕业生被允许变更其指定的毕业后医学教育或培训项目，如果他或她的主管批准该变更的话。J-1 签证包括一个被称为“2 年外国居住要求”的条件。法律要求 J-1 签证持有者在完成培训项目后，要离开美国，并在他或她的祖国居住至少 2 年。目前，美国医学协会在施加压力将该时间延长到 5 年。在满足“外国居住要求”之前，持 J-1 签证的 IMG 一般不被允许将 J-1 签证变更为其他类型的签证或（大多数情况）将 J-1 签证变更为永久居留。外国居住要求的目的是为确保 IMG 将他或她在美国培训的收获为其祖国服务。

4. J-2 签证/家庭成员

交流项目申请者的配偶和未成年的孩子可以申请 J-2 从属签证，与持 J-1 签证的国际医学毕业生一起进入美国。他们必须证明有足够的财力资源覆盖在美的全部花费。从属者可以向美国公民与移民服务局申请授权，在美接受雇佣。

某些人可以申请豁免 2 年外国居住要求。美国政府豁免 2 年国外居住要求有五种理由：

- 如果你能证明回到你的国家将会给你或你已经是美国公民或永久居民的直接家人带来“特殊的困难”；
- 如果你能够证明，若回到你的国家将会因为种族、宗教或政治观点“有充分的理由害怕遭到迫害”；
- 如果你从你的政府那里获得“不反对”说明；
- 如果你是由“有利益关系的政府机构”赞助的；
- 如果你是由一个指定的美国州卫生署赞助的。

目前，最常用的、可能也是最少被驳回的申请理由是“有利益关系的政府机构”赞助国际医学毕业生。

5. 申请 J-1 豁免

基于上述后两个选择寻求豁免的国际医学毕业生发现，接近下列可能的“有利益关系的政府机构”是有帮助的：

5.1 卫生与公众服务部（HHS）。2003 年开始，HHS 扩大了其在 J-1 豁免申请审核中的作用。HHS 对豁免的考虑如下：

- IMG 从事的项目或活动对 HHS“在该领域的利益具有高度优先性和全国或国际重要性”；
- IMG 必须是项目或活动“不可或缺”的组成部分，“因为缺少了他或她的服务将会迫使项目或项目的一个主要阶段的撤销”；而且，
- IMG 必须拥有杰出的资质、培训和经验，远远超出一般的毕业生、研究所和住院医师水平，还必须证明对项目做出了原创性的重要贡献。

根据这些准则，HHS 豁免被授予那些从事高水平生物医学研究的医生。新的规则还允许 HHS 从社区中心、乡村医院和其他医疗护理提供机构的角度审核 J-1 豁免申请。以前，美国农业部（USDA）作为利益相关的联邦政府机构审核豁免申请，允许外国医生在阿巴拉契亚地区以外缺医少药的农村社区服务。现在，阿巴拉契亚地区委员会为阿巴拉契亚社区行使这一职能，USDA 不再参与处

理J-1豁免申请。因此，HHS现在为初级医师和完成住院医师培训1年以内的精神病医师申请在指定的医疗专业人员缺乏地区（HPSA）、缺医少药地区和人群（MUA/P）以及精神卫生专业人员缺乏地区（MHPSA）行医审核豁免申请。HHS豁免申请请寄到：

Executive Secretary
Exchange Visitor Waiver Review Board
Room 639-H，Hubert H. Humphrey Building
Department of Health and Human Services
200 Independence Avenue，S. W.
Washington，D. C. 20201
Phone（202）690-6174；fax（202）690-7127

5.2 退伍军人事务（VA）。VA有170多个医疗护理机构位于美国各地，是一个主要的医生雇主。另外，许多VA医院是大学的附属医疗中心。VS赞助国际医学毕业生从事研究、患者护理（无论什么专科）和教学工作。豁免申请者可以从事与临床职责相结合的教学和研究工作。VA的指导方针规定，只有当缺少IMG的服务会迫使项目或其一个主要阶段撤销和招聘努力无法找到美国医生充满职位时，VA才会作为利益相关的政府机构审核豁免申请。

获得VA赞助的J-1豁免过程如下：

- IMG直接与当地VA机构的人力资源部门联系；
- VA机构必须请求其首席医学主管赞助IMG获得豁免。

豁免请求包括以下文件：

- 当地VA机构主管的信函，描述项目情况、IMG的移民状态、机构对医疗护理的需求及其招聘工作情况；
- 招聘工作情况包括前一年所有的招聘广告拷贝；
- IMG的执照、考试成绩、委员会认证、SEVIS DS-2019表格等的复印件。当地的VA机构，而不是IMG或其律师，要与华盛顿特区的VA联系人进行联系。

5.3 阿巴拉契亚地区委员会（ARC）。ARC在特定地区赞助医生，这些地区位于美国东南部的阿拉巴马州、佐治亚州、肯塔基州、马里兰州、密西西比州、纽约州、北卡罗来纳州、俄亥俄州、宾夕法尼亚州、南卡罗来纳州、田纳西州、弗吉尼亚州和西弗吉尼亚州。1992年以来，ARC每年在其管辖范围被HHA指定为医疗专业人员缺乏地区的县赞助大约200名基层医疗国际医学毕业生。ARC要求豁免请求要提交给你打算在其地域工作的州的ARC联系人。每个州的联系信息在其网站www.arc.gov上。如果该州同意，州长的推荐信必须寄给ARC的联邦联合主席。豁免请求应包括以下文件：

- 机构给交流学者豁免审核委员会行政秘书的信函，说明雇佣起始日期、IMG

的医学专科、执业地址、IMG 在 HPSA 每周至少从事 40 小时基础医疗工作的声明以及该机构需要 IMG 服务的详细理由；

- J-1 签证数据表；
- ARC 联邦联合主席的 J-1 签证豁免政策和 J-1 签证豁免政策誓词，以及 IMG 公证签字的协议；
- 至少 3 年期限的合同；
- IMG 资质的证明，包括简历、医学学位证书和执照、IAP-66 或 SEVIS DS-2019 表格；
- 在过去 6 个月试图雇佣美国合格医生未成功的证据。广告的拷贝、收到简历的拷贝以及美国医生拒绝的原因说明。

ARC 不会赞助失去身份 6 个月或以上的 IMG。ARC 豁免请求在华盛顿进行处理（ARC，1666 Connecticut Avenue，N. W.，Washington，D. C. 20009）。ARC 通常会在接到请求 30 天内向请求机构或律师转发一封确认信，说明已向美国新闻署（USIA）推荐豁免。

5.4 州卫生部。没有州赞助 J-1 豁免的专用申请表。不过，美国新闻署法规指定申请必须包含下列文件：

- 来自州卫生部的信函，确认请求豁免的医生，并说明向他或她授予豁免是处于公共利益；
- 至少 3 年有效的雇佣合同，说明雇佣该医生的机构名称和地址，以及他或她将要行医的地理区域；
- 这些地理区域位于医疗专业人员缺乏地区的证明；
- 该医生同意合同要求的声明；
- 所有 SEVIS DS-2019 表格拷贝；
- 完整的 USIA 数据表。

所有申请会根据收到的次序编号，因为根据康拉德州 30 计划，每个州每年只能豁免 30 个医生。各个州可以选择是否参与该计划。

十、H-1B 签证

1991 年以来，法律允许住院医师培训项目赞助外国出生的住院医师申请 H-1B 签证（表 3-5）。对 H-1B 签证变更为其他类型的签证没有限制，包括通过雇主赞助或美国公民或永久居民近亲变更为永久居住状态（绿卡）。签发给所有各类专业人员的 H-1B 签证总数是 65 000，也有一些例外存在。建议住院医师尽早申请 H-1B 签证（第一年的 10 月份），新的配额在这个时间正式开放。根据 www. immihelp. com 网站的信息，以下获得 H-1B 签证的受益者不受年度 H-1B 签证配额数量的限制：

- 获得 2 年回家居住要求豁免的 J-1 非移民身份的受益者，以便其接受毕业后医学教育或培训；

表 3-5　J-1 与 H-1B 签证的差异和相似之处

	H1B 签证	J-1 签证
审核机构	劳工部和国土安全部	国务院和国土安全部
考试要求	所有三步 USMLE 考试	USMLE 第一和第二步考试
资助	只允许在美国工作的工资	允许多个来源
时限	6 年	7 年
回国要求	不要求	培训完成后至少回国 2 年，除非得到豁免
配偶工作许可	不许可	可以给配偶授予工作许可

- 被高等教育机构或其相关或附属非盈利实体雇佣，或收到其雇佣提议的受益者；
- 被非盈利研究组织雇佣，或收到其雇佣提议的受益者；
- 被政府研究组织雇佣，或收到其雇佣提议的受益者；
- 目前保持或在 6 年内持有 H-1B 身份，但没有资格获得另一个满 6 年 H-1B 停留的受益者；
- 曾经遇到过配额限制和多次请求的受益者。

H-1B 签证是为“专科职业”的“专业人员”设计的。这意味着有意为在美国寻求住院医师培训项目申请 H-1B 签证的国际医学毕业生必须事先通过所有 USMLE 考试。ECFMG 筹办第一步和第二步考试，第三步考试由几个州筹办。大多数州不允许住院医师在完成培训的第一年之前参加第三步考试。然而，有 11 个州允许在进入住院医师培训之前参加第三步考试：康涅狄格州、加利福尼亚州、佛罗里达州、路易斯安那州、马里兰州、内华达州、纽约州、德克萨斯州和西弗吉尼亚州。要申请 H-1B 签证的 IMG 在可能被赞助申请 H-1B 签证之前，必须到这些州参加并通过第三步考试。

你可能需要联系联邦州医学委员会（FSMB）或你打算去参加第三步考试的州医学委员会，以获取更多信息。

H-1B 签证申请

H-1B 签证申请不是由国际医学毕业生自己，而是由他或她的雇佣赞助者，也就是美国的住院医师培训项目提交的。如果一个住院医师培训项目愿意这样做，你在住院医师培训项目面试时会被告知。如果项目因为律师费用不愿意申请 H-1B 签证，你可以提议你自己承担费用。获得 H-1B 签证可能需要 10～20 周的时间。

在请求获得批准及获得 H-1B 身份或持 H-1B 签证进入美国之前，不能在美国开始工作。持 H-4 签证的持 H-1B 签证医生的配偶和 21 周岁以下未成年的子女可以在美国上学，但不能工作。H-1B 请求的初始期限是 3 年，可以延长 3 年。一般而言，6 年过后，必须获得永久居留身份或离开美国。

“9·11”事件给所有试图进入美国的移民都带来了巨大的变化。上述信息是为了对 IMG 在美国的匹配过程提供一个深入的了解。这就是说，医学技术在变，移民程序也在变。不要让缺少信息成为你住院医师培训美梦成真的绊脚石。

十一、更多信息

关于 ECFMG、USMLE 第一步和第二步考试以及申请表格，请联系：
Educational Commission for Foreign Medical Graduates
3624 Market Street
Philadelphia，PA 19104-2685
(215) 386-5900
www. ecfmg. org

关于 USMLE 的一般信息，请联系：
USMLE Secretariat
3750 Market Street
Philadelphia，PA 19104-3190
(215) 590-9600
www. usmle. org

关于行医执照和 USMLE 第三步考试的信息，请联系：
Federation of State Medical Boards
P. O. Box 619850
Dallas，TX 75261-9850
(817) 868-4000
Fax：(817) 868-4099
www. fsmb. org

关于 NRMP 的更多信息或请求 NRMP 申请，请联系：
National Resident Matching Program
2450 N Street，N. W.
Washington，D. C. 20037-1127
(202) 828-0566
www. nrmp. org

关于签证和移民服务，请联系：

Bureau of Citizenship and Immigration Services
425 I Street，N. W.
Washington，D. C. 20536
(800) 375-5283
www. immigration. gov
American Immigration Lawyers Association
www. oila. org
(800) 982. 2839

关于美国医学协会为国际医学生提供的资源，请联系：

American Medical Association
Department of IMG Services
515 N. State Street
Chicago，IL 60610
(312) 464-5728
www. amo-ossn. org/ go/imgs

关于 ECFMG 赞助的外国医生交流学者赞助计划（Exchange Visitor Sponsorship Program），请联系：

ECFMG Exchange Visitor Sponsorship Program
P. O. Box 41673
Philadelphia，PA 19101-1673
(215) 662-1445
Fax：(215) 386-9766

第 4 节　获得住院医师培训信息和申请

一、住院医师培训项目的种类

在美国，有各种住院医师培训项目，下面是一个已获得认证的住院医师培训项目的不完整列表（表 4-1），并附有每一科培训毕业通常所需时长和其他要求。一些专科中的某些住院医师培训项目可能会有不同的前提条件或培训年限。表 4-1 中的信息源自 AMA 的医学学位教育目录。

表 4-1　美国各专科住院医师培训项目

专　　科	培训时长
过敏和免疫科	5 年（要求完成 3 年的内科或儿科住院医师培训，再加 2 年的过敏和免疫项目）
麻醉科	4 年（包括一年过渡/预备，再加上一个 3 年的麻醉科住院医师培训；或直接匹配到一个 4 年的麻醉科项目
心血管疾病科	6～8 年（要求完成一个 3 年的内科住院医师培训，再加上 3～5 年的心血管疾病项目）
结肠和直肠外科	6 年（要求完成一个 5 年的普通外科住院医师培训，再加上 1 年的结肠和直肠外科项目）
危重护理医学	5～6 年（要求完成一个麻醉科或外科住院医师培训，再加上 1 年的危重护理医学项目；或完成一个内科住院医师培训，再加上 2 年的危重护理医学项目；或完成一个儿科住院医师培训，再加上 3 年的危重护理医学项目）
细胞病理科	4 年（要求 3 年毕业后培训，专科不限，再加上 1 年的细胞病理科项目）
皮肤科	4 年（包括 1 年的 ACGME 认可项目过渡/预备，再加上 3 年的皮肤科住院医师培训；或直接匹配到一个 4 年的皮肤科项目）
急诊科	4 年（包括 1 年的过渡/预备，再加上 3 年的急诊科住院医师培训；或直接匹配到一个 4 年的急诊科项目）
内分泌科、糖尿病和新陈代谢	5 年（要求完成一个 3 年的内科住院医师培训和 2 年的内分泌科、糖尿病和新陈代谢项目）
家庭医学	3 年

续表

专　科	培训时长
消化科	6 年（要求完成一个 3 年的内科住院医师培训，再加上一个 3 年的消化科项目）
普通外科	5 年
老年医学	4 年（要求完成一个 3 年的家庭医学或内科住院医师培训，再加上 1 年的老年医学项目）
血液科	4 年（要求完成一个 3 年的内科住院医师培训，再加上 1 年的血液科项目）
临终关怀与姑息疗法	3 年以上（要求完成一个 ACGME 认可的麻醉科、急诊科、家庭医学、内科、神经科、妇产科、儿科、物理医学与康复、心理科、放射肿瘤科或外科项目，再加上 1 年的临终关怀与姑息疗法项目；ACGME 家庭医学审核委员会认可）
内科	3 年
传染病科	5 年（要求完成一个 3 年的内科住院医师培训，再加上 2 年的进修培训）
介入性心脏科	7 年（要求完成一个 3 年的内科住院医师培训，再加上一个 3 年的心血管疾病项目，再加上 1 年的介入性心脏科项目）
遗传科	4 年（要求完成一个 2 年的 ACGME 认可的基层医疗科室的毕业后培训，再加上 2 年的遗传医学项目；或直接匹配到一个 4 年的组合遗传医学项目，例如儿科/遗传或内科/遗传）
神经外科	6 年（要求完成 1 年的普通外科培训，通常包括第 7 年的资深专科培训项目）
神经科	4 年（要求完成 1 年的有认证的过渡/预备年，再加上 3 年的神经科项目；或直接匹配到 4 年的神经科住院医师培训）
核医学	4 年或更长（要求完成 1 年的有认证的过渡/预备年，再加上 3 年的核医学住院医师培训；或完成 5 年的诊断放射科住院医师培训，再加上 1 年的核医学住院医师培训；或在完成另一个专科的住院医师培训后，再加上 2 年的核医学项目）
产科-妇科	4 年
肿瘤科	5 年（要求完成一个 3 年的内科住院医师培训，再加上一个 2 年的肿瘤科项目）
眼科	4 年（包括 1 年的有认证的过渡/预备年，再加上 3 年的眼科住院医师培训）
骨外科	5 年（1 年的普通外科培训，再加上 4 年的骨外科培训）
耳鼻喉科	4^+ 年（1 年的普通外科培训，再加上 4 年的头颈外科培训）
疼痛医学	4 年以上（要求完成一个麻醉科、理疗与康复、心理科或神经科住院医师培训项目，再加上 1 年的疼痛医学项目）

续表

专　科	培训时长
病理科	4年以上（大多数住院医师项目是4年，但病理学附属专科要通过资深专科培训）
儿科	3年
理疗及康复医学	4年（要求完成1年的认可项目的过渡/预备，再加上3年的理疗与康复医学项目；或者直接匹配到4年的理疗与康复医学住院医师培训）
整形外科	6年以上（要求6年整合的整形外科住院医师项目；或3年的普通外科、神经外科、整形外科、耳鼻喉科或泌尿外科住院医师培训，再附加3年的独立整形外科项目。持有 DMD / MD 或 DDS /MD 学位的人另有其各自的要求）
预防医学	3年（要求完成至少1年的家庭医学、内科、儿科、产科或过渡年项目，再加上2年的普通预防医学、职业医学或航空医学住院医师培训，这些2年的项目需要包括公共卫生硕士（MPH）、理学硕士（MS）或商业管理硕士（MBA）学位在内
精神科	4年（要求完成1年的过渡/预备，或完成第1年的内科、家庭医学或儿科培训项目，再加上一个3年的精神科项目；或直接匹配到4年的精神科住院医师培训）
肺病科	5年（要求完成一个3年的内科住院医师培训，再加上2年的肺部医学项目。也可以在完成内科培训后再完成3年的危重护理医学/肺病科的组合培训）
诊断放射科	5年（要求完成1年的过渡/预备，或任意1年的认可培训项目，再加上4年的诊断放射科项目）
放射肿瘤科	5年（要求完成1年的过渡/预备，或1年的认可培训项目，再加上4年的放射肿瘤科项目）
风湿病科	5年（完成一个3年的内科住院医师培训，再加上2年的风湿病科项目）
睡眠医学	3年以上（要求完成一个 ACGME 认可1年的家庭医学、内科、肺病科、精神科、儿科、神经科或耳鼻喉科住院医师培训项目，再加上1年的睡眠医学项目）
胸外科	6～8年（要求完成一个6年的整合胸外科项目；或完成一个5年的普通外科项目，再加上2～3年的独立胸外科项目；或7年的外科/胸外科双重项目）
泌尿科	5年（第1年是普通外科项目，随后是3年的临床泌尿科，最后1年为总住院医师年，时间在普通外科和泌尿科平分）
血管外科	5～7年（包括5年的整合血管外科项目，其中包含核心的外科培训；或完成一个5年的普通外科住院医师培训，再加上2年的血管外科项目）

许多医学专科都需要 1 年的过渡或预备，这可以有很多方式达成。有些人进入一个过渡年项目，这种项目旨在为学员提供一个多科室的临床训练，以帮助他们选择或预备进入一个专科。你也可以在已经被匹配进入一个专科项目的基础上，在指定的职位上完成 1 年的临床预备。如果你没有被匹配进入一个专科培训项目的话，也可以在非指定的职位上做 1 年的预备。

本信息源自于由美国医学会出版的医学学位教育目录（GMED），该目录包含了认可的住院医师培训指导。在《选择医学专科：AMA 医学生资源指南》中还有更多信息。你可以到医学图书馆查阅最新的版本，或在 AMA 网站上订购。

二、住院医师职位概述

各种类型的住院医师培训项目时长如图 4-2 所示。这些信息是源自于已公布的资料。请查看最新的医学学位教育目录（绿皮书）或 FREIDA Online 获取官方要求。在 FREIDA Online 共有 9300 个住院医师培训和专科资深培训的医学学位教育项目和 100 多个组合专科项目。

三、其他类型的培训项目

前面讲述的培训项目被称为住院医师培训，被认为是独立的专科，并将通向被这些专科委员会认证。

组合两个不同专科要素的培训项目并不构成一个独立的专科，但它们旨在通向取得两个专科委员会的认证。

内科-儿科组合项目构成了目前规模最大的一个组合项目，在医学学位教育目录中被单独列出。其他的毕业后培训项目被称为专科资深培训（通常是 1～2 年），可以通向附属专科认证或带附加资质的专科认证（CAQ）。医学学位教育目录包括一些关于从哪些住院医师培训项目中可通向哪些专科资深培训的相关信息。通过联系医学专科学会或各个培训项目，你可以找到关于这方面更具体、全面的信息。

当今家庭医学有四种双学位住院医师培训项目，要求的培训时间都会更长——通常总共 5 年：

- 家庭医学-急诊科
- 家庭医学-内科
- 家庭医学-预防医学
- 家庭医学-精神科

第 1 年	第 2 年	第 3 年	第 4 年	第 5 年	第 6～7 年
家庭医学* 儿科 内科			附属专科		
			附属专科		
急诊科 产科/妇科 病理科 过渡或预备医学或预备外科 麻醉科 皮肤科 神经科 核医学 眼科 物理医学 心理科					
普通外科 泌尿科（1～2 年普通外科，4 年泌尿科） 过渡或预备医学或预备外科 放射科-诊断 放射科-肿瘤					附属专科
神经外科 整形外科 耳鼻喉科					

*毕业后家庭医学资深培训选项包括青春期医学、院系发展、老年病学、研究、全球卫生、住院病医学、产科、运动医学等其他专科。在 www. aafp. org/fellowships 可以找到更多的信息和其他选项

图 4-2　美国住院医师培训项目培训时长

在家庭医学专科，有 5 个授予附加资质认证的资深专科培训项目，每个项目都要求 1 年的培训和美国家庭医学委员会的额外认证。

- 青春期医学
- 老年医学
- 临终关怀与姑息疗法
- 睡眠医学
- 运动医学

四、国家医学专科学会

联系专科的专业组织，你可以得到关于各专科的更多信息。下面是美国医学会承认的一些主要医学专科学会。

Aerospace Medical Association
航天医学协会
320 S. Henry Street
Alexandria，VA 22314-3579
(703) 739-2240
www. asma. org

American Academy of Allergy，Asthma and Immunology
美国过敏、哮喘和免疫学会
555 E. Wells Street，Suite 1100
Milwaukee，WI 53202-3823
(414) 272-6071
www. aaaai. org
和
American College of Allergy，Asthma and Immunology
美国过敏、哮喘和免疫学会
85 W. Algonquin Road，#550
Arlington Heights，IL 60005
(847) 427-1200
www. acaai. org

American Academy of Child and Adolescent Psychiatry
美国儿童与青春期精神病学学会
3615 Wisconsin Avenue，NW
Washington，DC 20016-3007
(202) 966-7300
www. aacap. org

American Academy of Dermatology
美国皮肤病学学会
P. O. Box 4014
Schaumburg，IL 60168-4014
(847) 330-0230
www. aad. org

American Academy of Facial Plastic and Reconstructive Surgery
美国面部整形外科学会
310 S. Henry Street
Alexandria，VA 22314
(703) 299-9291
www. aafprs. org

American Academy of Family Physicians
美国家庭医生学会
11400 Tomahawk Creek Parkway
Leawood，KS 66211-2672
(913) 906-6000 or (800) 274-2237
www. aafp. org
AAFP student site：www. fmignet. aafp. org

American Academy of Neurology
美国神经科学会
1080 Montreal Avenue
St. Paul，MN 55116
651-695-2717
www. aan. comhttp://www. aan. com/
http：//www. aan. com/

American Academy of Ophthalmology
美国眼科学会
P. O. Box 7424
San Francisco，CA 94120-7424
(415) 561-8500
www. aao. orghttp://www. aao. org/
http://www. aao. org/

American Academy of Orthopaedic Surgeons
美国骨外科学会
6300 N. River Road
Rosemont，IL 60018-4262
(847) 823-7186
www. aaos. orghttp://www. aaos. org/
http://www. aaos. org/

American Academy of Otolaryngology-Head and Neck Surgery
美国耳鼻喉-头颈外科学会
One Prince Street
Alexandria，VA 22314-3357
(703) 836-4444
www. entnet. orghttp://www. entnet. org/
http://www. entnet. org/

American Academy of Pediatrics
美国儿科学学会
141 Northwest Point Boulevard
Elk Grove Village，IL 60007-1098
(847) 434-4000
www. aap. orghttp://www. aap. org/
http://www. aap. org/

American Academy of Physical Medicine and Rehabilitation
美国物理医学与康复学会
9700 WestBryn Mawr Avenue，Suite 200
Rosemont，IL 60018-5701
(847) 737-6000
www. aapmr. orghttp://www. aapmr. org/
http://www. aapmr. org/

American Association of Neurological Surgeons
美国神经外科学会
5550 Meadowbrook Drive
Rolling Meadows，IL 60008
(847) 378-0500
www. aans. orghttp://www. aans. org/
http://www. aans. org/

American College of Cardiology
美国心脏病学学院
Heart House
2400 N Street NW
Washington，DC 20037
(202) 375-6000

www. acc. orghttp://www. acc. org/
http://www. acc. org/

American College of Chest Physicians
美国胸科医师学院
3300 Dundee Road
Northbrook，IL 60062-2348
(847) 498-1400 or (800) 343-2227
www. chestnet. org
和
American Thoracic Society
美国胸科学会
25 Broadway
New York，NY 10004
(212) 315-8600
www. thoracic. orghttp://www. thoracic. org/
http://www. thoracic. org/

American College of Emergency Physicians
美国急诊医师学院
P. O. Box 619911
Dallas，TX 75261-9911
(800) 798-1822
www. acep. orghttp://www. acep. org/
http://www. acep. org/

American College of Gastroenterology
美国胃肠病学学院
6400 Goldsboro Road，Suite 200
Bethesda，MD 20817
(301) 263-9000
http://gi. org
和
American Gastroenterological Association
美国胃肠病学协会
4930 Del Ray Avenue
Bethesda，MD 20814
(301) 654-2055

www. gastro. orghttp://www. gastro. org/
http://www. gastro. org/

American College of Legal Medicine
美国法医学院
1100 E. Woodfield Road, Suite 350
Schaurnburg, IL 60173
(847) 969-0283
www. aclm. orghttp://www. aclm. org/
http://www. aclm. org/

Society of Nuclear Medicine
核医学协会
1850 Samuel Morse Drive
Reston, VA 20190-5316
(703) 708-9000
www. snm. org
和
American College of Nuclear Physicians Secretariat
美国核医师秘书处学院
1850 Samuel Morse Drive
Reston, VA 20190-5316
(703) 326-1190
www. acnp. snm. orghttp://www. acnp. snm. org/
http://www. acnp. snm. org/

American College of Obstetricians and Gynecologists
美国产科与妇科学院
409 12th Street, SW
Washington, DC 20090-6920
(202) 638-5577
www. acog. orghttp://www. acog. org/
http://www. acog. org/

American College of Occupational and Environmental Medicine
美国职业与环境医学学院
25 Northwest Point Boulevard, Suite 700
Elk Grove, IL 60007-1030

(847) 818-1800
www. acoem. org
http://www. acoem. org/

American College of Physicians/American Society of Internal Medicine
美国医师学院/美国内科协会
190 North Independence Mall West
Philadelphia, PA 19106-1572
(215) 351-2600 or (800) 523-1546 x2600
www. acponline. orghttp://www. acponline. org/
http://www. acponline. org/

American College of Preventive Medicine
美国预防医学学院
455 Massachusetts Avenue NW, Suite 200
Washington, DC 20001
(202) 466-2044
www. acpm. orghttp://www. acpm. org/
http://www. acpm. org/

American College of Radiology
美国放射科学院
1891 Preston White Drive
Reston, VA 20191
(703) 648-8900
www. acr. orghttp://www. acr. org/
http://www. acr. org/

American College of Surgeons
美国外科医师学院
633 N. Saint Clair Street
Chicago, IL 60611-3211
(312) 202-5000
www. facs. orghttp://www. facs. org/
http://www. facs. org/

American Geriatrics Society
美国老年病学会
Empire State Building

40 Fulton Street，18th Floor
New York，NY 10038
(212) 308-1414
www. americangeriatrics. orghttp://www. americangeriatrics. org/
http://www. americangeriatrics. org/

American Psychiatric Association
美国精神病学协会
1000 Wilson Boulevard，Suite 1825
Arlington VA 22209-3901
(703) 907-7300
www. psych. org

American Society of Anesthesiologists
美国麻醉医师协会
520 N. Northwest Highway
Park Ridge，IL 60068-2573
(847) 825-5586
www. asahq. orghttp://www. asahq. org/
http://www. asahq. org/

American Society of Clinical Pathologists
美国临床病理医师学会
2100 West Harrison Street
Chicago，IL 60612
(312) 738-1336
www. ascp. org
和
College of American Pathologists
美国病理医师学院
325 Waukegan Road
Northfield，IL 60093-2750
(847) 832-7000 or (800) 323. 4040
www. cap. orghttp://www. cap. org/
http://www. cap. org/

American Society of Colon and Rectal Surgeons
美国结肠与直肠外科医师学会

85 W. Algonquin Road，Suite 550
Arlington Heights，IL 60005
(847) 290-9184
www. fascrs. orghttp://www. fascrs. org/
http://www. fascrs. org/

American Society of Plastic and Reconstructive Surgeons，Inc
美国整形外科学会
444 E. Algonquin Road
Arlington Heights，IL 60005
(847) 228-9900
www. plasticsurgery. org

American Urological Association，Inc
美国泌尿学协会
1000 Corporate Boulevard
Linthicum，MD 21090
(410) 689-3700 or toll free (866) 746-4282
www. auanet. orghttp://www. auanet. org/

五、申请项目数量

为了获得足够数量的面试机会，大多数学生要提交足够数量的申请，这将有助于确保成功匹配（表 4-3）。同时，你申请项目的数量取决于多个额外因素，包括：①你的竞争地位；②专科的竞争性；③你所申请项目的竞争性；④你是否参与配对匹配。因为在这个等式中有这么多因数，你最好向你的导师或院长咨询，来帮助你确定“正确”的数量。在这一点上不要担心太多，拒绝面试邀请总比最后意识到没有足够数量的面试以确保良好匹配要好得多。

表 4-3 美国四年级医学生申请住院医师培训项目的数量

申请项目数量	1～2	3～5	6～10	11～15	1～25	25＋
人数百分比（%）	7	13	23	18	19	18

在努力获取申请数量和最小化无匹配可能性的平衡上，你应当考虑“三等分原则”。你所申请项目的三分之一应当属于“梦想项目”，无论你的竞争力如何；另三分之一应当是期望的项目，你要很高的机会获得匹配；最后三分之一是一些可接受的项目，作为你的备选方案。最后一个等级的项目数量不必有前两个等级那么多，有几个作为“备选方案”即可。三等分原则在竞争性较低的专科最为适

用。由于 ERAS 的使用和提交申请的便利性，住院医师培训项目收到的申请数量大大高于前些年。

六、如何获得申请

大多数专科广泛使用 ERAS 大大简化了获得申请的过程。实际上，对大多数项目而言，你只需要 ERAS 申请。申请资料通常在 7 月 1 日即可得到。通过 ERAS，你要完成一个通用申请，再为你要申请的每个项目增添对应的推荐信和个人陈述即可。

对那些拒不使用 ERAS 的少数项目而言，要使用 FREIDA 和“绿皮书”来联系项目，以获得申请资料。不幸的是，这些步骤会产生大量书面工作。好在这种项目很少，不会像十几年以前那样带来巨量的书面工作。在这种申请过程中要保持头脑清醒，从一开始就遵守两个原则。第一，在考试申请过程前确定你的目标项目。第二，努力同时间完成每个项目每一申请步骤。例如，同时请求所有要求的成绩单。

第5节　准备你的申请资料

本节将向你提供一些提示，以准备你的简历、个人陈述和推荐信［包括作为医学院成绩评估（MSPE）的院长办公室信函］，这是申请住院医师培训职位所必需的。

一、简历

尽管你可能没有准备一个正式的简历，你肯定已经熟知它的功能以及在你的工作、学校或医学院申请时需要的各类信息。简历的一个重要功能是提供一个你的经历和培训的简要记录。

在某种意义上讲，简历是一个多目的的个人申请表，用于申请工作、教育机会、名誉与奖励、展示、研究以及参与一个组织或成为会员。

学习如何准备一个良好的简历有助于你的整个职业生涯。它是一个活的文件，必须随着你完成一个新的经历或成就持续更新。尽管有多种目的，你的简历必须为其所用于的目的重构并重写，或至少做修订。在你提交一个志愿者组织会员申请所用的简历时，加入一个长长的出版物列表应该是完全不适当的。反过来，在你提交一个申请学术职位的简历时就必须包含这一信息，如果不是在正文中，至少也是作为附件。

有些专家建议保留两个版本的简历，一个是你的培训和经历的简单摘要，另一个则包含关于你的出版物和讲演的详细信息。然而，一般来讲，简历都不应太长。不管列举了多少你取得的成就，如果不能从中找出两三个选你而不选他人的理由，你就打动不了任何人。让你的简历帮你把你最好的一面展示出来。

有时简历也被称为履历表（résumé）。学术和教育圈常用简历而不是履历表。因为医学职业的性质，多年的准备工作是高度结构化的，一般可在机构之间做比较，医学的简历一般更常用按时间编排的格式。

1. 一般提示

- 按时间编排的简历应当逆时间顺序排列，起始于你目前的情况。
- 请记住申请表只限于一个特定机构希望从每个人那里了解的几件事，但是简历却能够让你提供你独特的信息。在初稿上加上你所有的主要成就和参与的活动。在随后的修改中，你可以删去不太相关的信息。

- 要抑制住追加解释性语句或语言的冲动；那样会将阅读者的注意力从你所要提供的基本信息上转移走。简历上的语言应该简洁有效。在申请住院医师培训时，你还有机会在个人陈述中表现自己。在将来申请工作或其他职位时，你应当在经历上附一封求职信，以说明你适合该职位的特殊资质和能力。
- 即使你的简历看起来不如那些申请同一住院医师培训项目的学生们的简历漂亮，也不要绝望。每个简历都是不同的。即使每个人都使用本节推荐的格式，你的简历也不会与别人的一样，因为其中的内容是不一样的。住院医师培训项目的主管根本不会在意你是不是用了某一种简历风格。只要你的简历整洁而且有较高的可读性，你的印象分就会提高。
- 一定要诚实。如果你没有特定类型的成就，就让它空着，不要虚构成就来填补空缺。对于在一个项目或活动中你的参与程度一定要诚实、具体（例如，你写到你在学校为一个学生组织协调成员招聘，但除非你真的是“主席”，否则不要说你是）。

2. 个人数据

要给出你的全名，确保通过你给出的地址、电话和电子邮件地址能够联系到你。要使用专业化的电子邮箱，并经常查阅。例如，如果你目前使用的个人邮箱是 hotmedstudent@hotmail. com，你可能要建立一个更专业的个人邮件地址，例如 Janedoel@gmail. com。如果适当，也可以包括医院的呼叫电话号码。要说明是否在某些特定的日期应该在其他地方联系你。

在你的简历开始部分可以加上某些个人信息，例如出生日期和婚姻状况，或者如果你愿意的话，你可以将个人信息概况在一个小节中。

请记住，美国联邦法律禁止雇主基于年龄、种族、性别、宗教、国籍或残障的歧视。因此，你不是必须要提供这些信息。性别歧视包括基于育儿计划（如有几个孩子和计划要孩子等）的歧视。

尽管以下内容经常出现，但它们可能不是必需的，且可能不应放在简历中：社会保险号码、执照号码和考试成绩。如果这些信息与你的候选资格相关，项目会在申请中或申请过程的晚一些时点要求你提供。

3. 教育

在你的简历中首先列出你目前学习的地方，包括机构的名称、正在追求或已获得的学位以及获得日期或即将获得的日期。请记住要包括医学院、任何研究生教育和本科教育，省略高中和高中以下的教育。

在以后的工作生涯中，你会逐渐加上单独的“毕业后培训”（包括住院医师培训和专科资深培训）“行医经验”“学术任命”和“证书与执照”等几项内容。

4. 名誉与奖励

在简历中给出任何学术、组织或社区奖励或奖学金信息都是适当的，但你必须判断你自己重视的成就对阅读你简历的人是否有价值。

5. 专业学会会员

要列出你所属的任何专业组织和你成为会员的年数。包括你任职的领导职位，如果有的话。

6. 工作经历

列出职位、组织和每项工作经历的工作时间。这个列表要只限于与医学相关的工作经历（如医学技术、护士助手、研究助理等），或者显示你广泛的工作经历（如高校教师、公关经理等）。

7. 业余活动

列出你的业余兴趣或业余活动。这些将有助于更全面地展示你的个性和特点。还有，在经历其他部分未能给出的任何特殊才能或资质都应在此部分或另一个单独的部分给予强调说明。例如，可以包括能够流利地使用其他语言或飞行员执照资质等。

8. 出版物/讲演

按题目、地点、出版或讲演日期列出任何你已发表或已讲演的论文，如果这个清单很长，你可以将其作为附件，或注明“按需提供”。

9. 证明人

你可能会被要求提供个人或职业证明人。这些人名可以包含在简历中，或者作为求职信或申请表的一个附件，或注明“按需提供”。

10. 使用住院医师培训电子申请服务

请注意，尽管标准的ERAS申请文件并不包含简历，项目会基于你申请中的信息，以简历的格式建立并打印一份报告。然而，开发一份简历仍然是有益的，因为它提供了完成ERAS申请所需的大多数信息，如果不是全部的话。另外，有些项目可能会要求提供简历作为补充信息，因此在面试过程中，申请者应考虑准备好一份简历，它也许是项目所要求的。你指定的院长办公室不能在你的ERAS申请中附带你的简历，不过你可以通过在MyERAS中选择以简历格式打印或浏览你的通用申请表格来查看你的MyERAS信息是如何呈现给各项目的。

MyERAS 将捕捉以下信息：

- 目前和以前的培训（住院医师培训或住院医师后培训）
- 教育
- 语言流畅程度
- 出版物
- 工作、志愿者或研究经历，包括临床、教学、无报酬的业余活动和参与的委员会

二、个人陈述

对许多住院医师培训申请者而言，撰写个人陈述都是申请过程中最令人畏惧的部分。优秀个人陈述的构成是神秘的，项目主管为申请者提供的指导很少。你的个人陈述会被如何使用？它对你的申请有加强还是有损害？有人阅读它吗？这些问题的答案因项目而异，但一个事实是：个人陈述是你申请中唯一能够显示你个人的声音和个性的部分。因此，它需要你认证思考，仔细撰写。对于母语不是英语的国际医学毕业生，特别还要注意英语语言的正确掌握和使用。

1. 个人陈述如何帮助你

个人陈述是声明自己对所申请专科全身心承诺的机会。无论项目主管是认真阅读了你写的每一个字，还只是瞥了一眼，你的文字必须传达出对该专科在学术上和个人方面的热爱。这篇文章应当给阅读者一个你要献身于这个专科印象，你将成为团队中活跃的一员，你的热情将会持续不衰。以诚实和直接的方式正确地表达你的热情和情感将大大提升你的申请力度。没有达成这一目标会使一个原本闪闪发光的申请看起来不专业、不真诚，要想获得面试就是痴心妄想了。

2. 个人陈述中应包含什么

一个良好的个人陈述应当努力抓住你现在的热情、过去的成就和将来的目标。一个优秀的个人陈述会用一个主题和富有凝聚力的故事，将这三者形成一个统一体。例如，许多医学生都会在病房或门诊经历清晰的鼓舞和成长的时刻，另一些人从那些对他们有启示的疾病上获得了个人体验。如果你拥有这样的经历，想尽一切办法把它描述出来。这些都是灵感的真实来源，能够成为你对专科领域或职业呼唤热烈响应的助推剂。

讨论你热情的起源还能够为在个人陈述中引入你过去的成就打好基础。总之，个人陈述是详尽阐述你的优势的好机会。例如，如果你能够将对放射科的热情转入临床研究，或者将对小儿糖尿病的兴趣转化为在青少年糖尿病夏令营中的志愿者行动，一定要讨论这一点。你的个人陈述不是你的简历，它是一个将一些

有选择的活动、成就和荣誉加入你独特的个人叙事的机会。

你的热情和成就不应成为你故事的结尾，它们应引导出你个人陈述中一个重要的部分：你希望的成就。你必须声明你的职业目标，你希望一直从事家庭医学吗？有意在服务不周的社区工作吗？打算在学术上发展职业吗？愿意想象自己处于医疗政策决策的最前沿吗？

尽管面试者理解在住院医师培训期间学生们的计划经常发生变化，他们还是想要知道你认真思考过未来，而且某些职业热情一直在激励着你。在你结束个人陈述之前，要努力表示你对住院医师培训项目的短期投入和对专科领域的长期投入。这显示出你不仅认真思考过专科选择，而且考虑过你能够给专科带来的加强和提升。

3. 个人陈述中不应包含什么

要了解什么内容不属于个人陈述，想象一下上述三个要素的极端反面：情感的过分夸张、虚假的事件和对你所追求成就的夸大理解。在撰写情感体验或事件时，要努力保持现实的语调。情感夸张对阅读者非常明显，作为一个医生他们很可能有类似的经历。为此，为追求“关键医疗时刻”的虚假经历很容易被揭穿。如果你写道照顾你有糖尿病兄弟使你对糖尿病有深刻的认识，要准备好在个人陈述中说明这些认识。如果一个暑假的研究经历为你显示出了科学之美，要把这种美表达出来——但一定要确保你记得在实验室真实发生的事件。

在个人陈述中对你的成就撒谎或夸大是不道德的，也是很傻的。在面试期间，你的个人陈述将被用作提问模板。不要写任何你不希望讨论的内容——特别是那些添油加醋的东西。如果你说自己能够流利地说西班牙语，就准备好做西班牙语面试，如果面试者碰巧也这么流利的话。如果你声称自己是一个狂热的歌剧粉丝，要确保自己能够与一位热爱歌剧的面试者讨论这一话题。

另一个过分的错误是利用个人陈述讨论申请资料中的弱点。以生病或者个人分心为理由为一次失败的 USMLE 考试或实习成绩不佳吸引注意力，几乎不会有任何益处。把自己描述为在病房表现出色，但却不善于做身体检查也是不明智的。个人陈述是一个庆祝自己进入了一所伟大的医学院和感谢得到了优秀的医学教育的机会，任何反映你在学校或教育中的不良表现的经历都不应包含在内（例如“我的考试成绩不佳是因为没有良好的指导”）。如果面试者要你仔细说明你申请中的弱点，他或她会提问的，没必要自投罗网。

在个人陈述中，你还要避免负面的内容。例如，如果你因为不喜欢在研究生院的经历而转入到医学院，不要这么明显地说出来。要聚焦于你在研究生院中学到的东西及其如何促使你追求医学事业。讨论你感觉医学如何更适合你，不要过多地停留在经历的负面因素。

最后，你的个人陈述必须很有技巧地组织好。某些项目主管会快速地阅读，不太会去评价你的标点符号。然而，充满拼写错误和其他失误的写作不佳的个人陈述会给申请者带来不良的反应。我们都是不太容忍错误的专业人员，所以要阅读并再读你的个人陈述，并请他人审阅。无论英语是你的母语还是第三语言，请几个人审阅你的个人陈述是很关键的。与其他医学生交换审读，寄给你的导师或顾问，请你的父母帮忙。多请几个人给出他们自己的意见，并为你检查拼写错误，对你大有益处（表5-1）。

表5-1　个人陈述小贴士

要
尽早开始。撰写良好的个人陈述要求你投入大量的时间和精力
在你联系他人为你写推荐信时，准备一份高质量的草稿。他们在为你写推荐信时通常需要一份你的个人陈述
要抓住阅读者的注意力——使用一个有冲击力的开头
考虑好把你选择专科的动机、你理想的住院医师培训项目和/或在专科领域未来的志向包含在你的个人陈述中
强调你的优势和成就，详述重要的业余和社区成就
要让每个字都发挥作用，使用简练、确切和活泼语言来讲述你的故事
要行文流畅，平滑的过渡会使阅读者保持注意力
要个性化。考虑讨论你在医学之外的兴趣，如果这些兴趣有助于你成为一名好的住院医师的话
用一个很强的结尾将这些结合为一个整体
将你的文章限制在三页之内，太过简短的个人陈述会传达出你缺少努力和兴趣的感觉
请你的导师、其他教师和项目主管为你审阅个人陈述
要熟悉你的文章，其中包含的任何信息都可能是面试中讨论的话题
不要
埋怨。你无法知道哪个项目会重视你的个人陈述和哪个项目仅仅瞥了一眼。就当所有项目都会认真阅读那样认真准备你的个人陈述
简单翻新你个人简历中的所有信息。要选出重要的事项并详细说明，使其成为你作为一个理想项目申请者优势的中心要点
使用破旧的陈词滥调、比喻和类比
每句话都以“我”开始
羞怯。尽情表达你高尚的职业目标或期望（在合理的范围内）。项目主管会欣赏你将来的志向

续表

找借口。个人陈述并不是适合为你申请中的弱点吸引注意力的地方。把为失败的考试或不佳的实习成绩的解释留到面试再说
语法和拼写错误。这些错误显示出一个未来住院医师的粗心和不称职
在任何情况的虚构、夸大和撒谎。如果被揭穿，你将付出的代价绝对不值
太啰唆。个人陈述要简短、切中要点。你的听众将会感谢你
自大。这是显示优势的地方，但要以谦逊的方式

4. 个人陈述摘录样本

以下来自于真实个人陈述的摘录，可以作为特定话题“准则”的样本。将这些摘录放在本书，是为了方便国际医学毕业生学习参考，并借鉴用于自己的个人陈述。为保护写作者的身份，我们更改了姓名和地点，其余部分与他们申请中所提交的是一样的。不过请记住，不会有任何两个住院医师培训主管（即使是同一专科）会对一份个人陈述有同样的看法和偏爱。由于国际医学毕业生在申请美国住院医师培训时必须用英语撰写个人陈述，我们没有将这些摘录译成中文。

4.1　开头

例 1

这个急诊医学的申请者描述了丰富的家庭和文化的传统与价值。不过，申请者的修辞有些冗长，没有与所申请的专科形成直接的联系。

My great-grandfather once told me that everyone's life is like a book, full of chapters that are continually written and revised. Each life, each book, is unique, made so through the experiences and the actions of the person living. My personal anthology is no exception, having been enriched by the many people whom I have met. Through these experiences, I have strengthened my desire to enter a training program that will lead to a career in emergency medicine. Thus begins a new chapter in my book.

例 2

这个家庭医学申请者在开头就为个人陈述的其余部分做了一个很好的预告。他通过一些翔实的经历写出了他的社会责任观和世界观。没有自大，这个开头引言通过个人轶事吸引了阅读者。

I have always been interested in people's stories. This and a deep-seated desire to help make the world a better place have drawn me to the work I do. From working on a crew harvesting filberts to sitting down for a bowl of soup with a homeless friend, I have met many people, each one with a story, each story having something to teach me. Some of the wisest people I have met are very poor with little access to housing, education, or health care. I get a lot out of listening to their stories; what do I give back? I first began to question the ethics of being a responsible listener when I went to Nicaragua as a Spanish interpreter. I was with a group of agronomists on a struggling agricultural cooperative nestled deep in the mountains of Matagalpa. The life was hard, but the work was fascinating and the setting beautiful. I finally got up the courage to ask the cooperative leader if I could stay longer. He smiled, "You gringos eat a lot. Now, maybe if you were a doctor ... " I chose to become a physician as a way to work intimately with people and hear their stories. But, just as importantly, it is a way to tangibly improve their lives.

例 3

在这份个人陈述中，一个麻醉科申请者通过栩栩如生的想象，再现了一个熟悉的旅行主题。起始段落引入了一个拥有丰富探险经历的旅行者。然而，旅行的隐喻可能容易坠入俗套，而这个比喻是特别的漫无目的。

While driving in the Mojave Desert, I turned off Highway 14 onto a dirt path. The road was crisscrossed by many other trails. Small hills blocked my view of what lay ahead on each road. Unable to see what each road led to, I randomly chose to drive along one road, then another, and then another. Every new direction possessed its own beauty and worth. One road revealed towering, sand-carved cliffs with striated bands of crimson, orange, and tan spotted with turquoise. Another road led to a lone Joshua tree standing majestically in the desert grass. Each new path inspired a new thought. I have had a similar experience in medicine.

例 4

这个矫形外科的申请者在东海岸的医学院毕业后想回到中西部。他结合了移民背景的家庭传统与美国中部的传统价值。不过，为了回到中西部，他冒险舍弃了高竞争性专科在东西海岸的项目，该专科的许多申请者为了获得匹配通常都要在东西海岸两边申请。

Growing up in the small farming community of Vernon in east-central Indiana, I have experienced a spectrum of attitudes unique to a rural population. Folks here are down to earth, with simple, relaxed life-styles. It was here where I have lived almost all my life, moving from Birmingham, Alabama, my birthplace, at nine months of age. It was here where my father set up his urology practice 30 years ago, having come from abroad with little more than a dream for a successful future. It was here, amidst the cornfields and cattle, which I could see from my bedroom window, that I grew up with my older sister and younger brother under a strict, coherent value system of hard work, motivation, dedication, and perseverance.

例 5

在其为儿科准备的个人陈述中，该申请者描述了自己作为儿童时的可爱画像。信息本身不是特别值得纪念，但该段落的语调表达了她对专科领域的兴奋，令阅读者想要更多地了解她的性格。

My first inkling of a career in pediatrics came to me as I perched on my toes on the baseboard, gripping the windowsill for stability, and peered into the Duke Hospital nursery. As a kindergartner, occasionally accompanying my mother to her job as a hospital administrative assistant, I would wander the halls of the hospital and faithfully find my way to the nursery to examine the newborns and their caregivers through the glass. I passed the time imagining my future self, clad in a white coat, examining the neonates up close.

例 6

开头一行“我将永远不会忘记……”有些过头和老套。因为他每项的金钱数额巨大，这个起始句子引人产生一些兴趣。然而，作者继续用“我”字为每句话开头。这种重复听起来有些以自我为中心。要努力使用不同的结构和长度来组织语句，避免更多地使用第一人称。

I will never forget the day we made four million dollars at Lehman Brothers. I was 21 years old with a Cai-Tech engineering degree under my belt working on the Nasdaq trading desk. I was poised to launch into a lucrative career in banking, but fortunately I had the foresight to choose a different career path. I know being a physician will allow me to look back at age 50 and know that I made a difference.

例 7

尽管作者无疑有不少有趣的故事要讲，但开头一句话太长了，而且感觉有些笨拙。要使用简洁、抓人的起始语句。你可以用其余的部分探究细节，并充实你的思想。

A 5-year-old boy with multiple skin and respiratory infections from delayed immunizations, and a 9-year-old girl with chronic stasis ulcers, together etched an indelible impression upon me through their innocent yet dire calls for help. I met Eshetu as the community services chair for my fraternity at Claremont College. At the time, I had put forward the idea of sponsoring an impoverished child's health and education in Ethiopia. Although straightforward, I believed that an act of service, solely financial in nature, would be empty and ineffective.

4.2 进入专科的理由

例 1

下面的摘录是一个对专科追求动机的良好组织和表现的模范说明。申请者愉快地讨论了专科，显得真挚热情，没有丝毫的傲慢。写作简洁，但不是平淡无味。

I grew up with surgery in my blood, but it was not until the middle of my third year of medical school that I discovered that I wanted to practice orthopedic surgery. It was at this time that I was first exposed to orthopedic surgery at Springfield Memorial Hospital. My love of being in the operating room, combined with the very precise mechanical and technical nature of orthopedic surgery, sparked my interest in the field. Perhaps the feature that fascinates me the most about orthopedics is that it is both a craft and a science. I enjoy the "hands-on" nature of orthopedic surgery, both in clinic and in the operating room. I am also attracted to the diversity of orthopedic cases and the vast amount of direct patient contact. Treating patients of all age groups and both sexes, with a wide variety of problems encountered at work, in accidents, or during recreation, makes orthopedic surgery a very exciting specialty. Above all, although very demanding, I found my orthopedic surgery experiences to be the most rewarding and exhilarating in medical school. One can almost always do something specific and helpful for each patient, usually leading to a complete resolution of the patient's problem, so they can resume an active lifestyle.

例 2

这是一个写作很紧凑的段落，申请者清晰地讲述了她进入专科的原因。文字节奏快而精准，就像她热望进入的专科。

Although I have found all my clinical rotations interesting, I experienced the most excitement from my time in the emergency department. Emergency medicine offers me the opportunity to be at the forefront of medicine and to participate actively in making decisions right from the onset of patient care. The fast pace and the constant demand for rapid and clear thinking have always been attractive, as is the chance to be the first to see a patient, to gather all the relevant information, and then to ferret out the diagnosis. It is in the ED that I find a balanced mixture of the deliberative side of medicine with the more hands-on approach of surgery. But most of all, I enjoy relating to patients of different backgrounds and eagerly look forward to the opportunity to care for the great variety of patients seen in emergency and acute settings.

例 3

下面的个人陈述为专科选择提供了专业和个人原因的一个有趣组合。不过，写作者也冒险传达出这样的印象，即他接近眼科更多地是一个排除过程的结果，而不是出于眼科内在的吸引力。

Although I have long been interested in ophthalmology, my choice of the specialty was not an easy one. Only after sampling what many other specialties had to offer did I realize that none suited me as well. The chance to combine extensive patient contact in a clinical setting with the need for surgical precision, attention to minute detail, and aptitude in the most advanced technology medicine has to offer is an obvious attraction of the specialty. Of all of my clinical experiences as a medical student at UCSF, however, none rivaled the pure emotion I felt during my senior clerkship in ophthalmology, as I watched the vision of a patient with a dense cataract I had examined in clinic be transformed from mere detection of hand motion to near normal the next day as a result of the ophthalmologist's expertise.

例 4

在一个内科专科申请中，申请者提出了她的两个动机：医学对患者的治疗和科学本身。以引用患者的话来开头为她的写作增加了个人的维度，但有点老套。

"Do not lose the empathy behind your eyes," my patient's wife said as she thanked me for caring for her husband. My motivation to pursue a career in internal medicine is embodied by her words. Medicine is a field in which my love for pathophysiology and my commitment to serving others can continue to grow. I have a strong desire to use my problem-solving abilities while helping people through their most difficult times. I have found caring for patients with multiple, complex medical problems to be both challenging and incredibly rewarding.

例 5

这个申请者为她选择内科提出了几个很好的理由。不过，语调上有些戏剧化。请注意其第一句话冠冕堂皇的声明和重复使用第一个理由。

I love internal medicine because it stands alone above all other specialties due to its versatility and broad range of the field. I will be trained to master all situations, from serious patients urgently admitted to the medical intensive care unit fighting for life to patients visiting the clinic for minor health maladies. I will be trained to diagnose and treat disorders ranging from cancer to renal dysfunction to cardiac problems, allowing me to take care of my patients completely.

4.3 很强的课外/社区成就

例 1

这位申请者有一份令人印象深刻的课外活动和成就清单，丰富的细节能够说服你相信她有多种兴趣，并深入参与社区活动。

Self-motivated, I work vigorously at my research, teaching, and patient care. However, it is also very important to me to continue furthering my personal interests, including the creative preparation and presentation of gourmet foods, wreath making, and horse training. Especially rewarding is my weekend volunteer work with the Stony Brook Riding Club for the Handicapped, which entails rounding up the herd at 6 am., feeding, grooming, tacking, and assisting the physically and/or mentally disabled riders in any way necessary. Annual CPR organization and instruction to the public brings important education to the community and keeps me abreast of the layman's current fund of medical knowledge. Additionally, my family background of being the eldest daughter of an architect and a nuclear medicine technologist from Indonesia has led me to a long time interest in the integration of drawing and science, namely medical illustration. My aspiration is to obtain formal training in illustration technique when my medical education is complete; in the meantime, I hope to continue publishing my drawings and using them in presentations during my residency.

例 2

以简历的形式列出你的学术成就是不够的。这位申请者以清晰、精心组织的说明性文字，强调了他学术活动的重要性。

Computer consulting work has provided me with close contact with creative researchers in science and medicine. A two-year thesis project with Dr. Elizabeth Rutter challenged my skills in relational databases, clinical record-keeping systems, and exploratory statistical techniques. In the laboratory of Dr. Jeffrey Greenberg, I applied innovative real-time video microscopy and image processing techniques to fundamental growth and cell-division questions in cell biology. Through my lab work I have developed interests in improving the quality and utility of medical technology for clinical decision making. I have supplemented medical school by being an active participant in basic biomedical science. In addition to medicine, I am familiar with the tools and vocabulary of modern molecular biology. I read a wide variety of clinical and scientific journals, and use literature searching extensively.

例 3

这位放射科的申请者有职业舞蹈演员的经历，并对她如何将舞蹈与放射科相结合给出了一些有趣的想法。这是面试中非常好的谈话起点。

I see tremendous opportunities in radiology to combine my passions for dance and medicine. Currently, radiology is an undeveloped field within performing arts medicine. There are no radiologists in the entire International Association of Dance Medicine and Science, and I believe that my calling is to be a pioneer in the radiological aspects of performing arts medicine. I envision myself helping dancers and other artists in ways that have not yet been discovered. For example, as a Fulbright scholar I garnered unique clinical knowledge about musculoskeletal injuries of dancers and musicians, which correlates directly with musculoskeletal imaging. Subtleties at the metatarsophalangeal and subtalar joints, which may be considered clinically insignificant radiographic findings in the normal population, can have profound effects on a dancer's ability to continue dancing at the level expected of him or her.

4.4 个人经历

例 1

这位申请者对其患者经历做了一个过于简单的描述，来说明她很欣赏医生对患者生命无与伦比的呵护。一个项目主管可能不会完全认同患者的一句话能够如何影响一个医学生。

In my second year of medical school, I spent one afternoon each week with a primary care physician in San Francisco. The practice specialized in caring for HIV-positive men. In addition to learning about the health care and social issues of this population, the patients and I grew comfortable with each other as I worked to earn their trust. The privilege of health care providers to share difficult times and confidential information with patients was clearly illustrated to me when after an interview a patient remarked, "You know, you're the only woman I've ever talked to about this."

例 2

这位家庭医学的申请者对一所拥挤的肯尼亚医院感人而又幽默的经历做出了一个基本的文化与人性的观察。华美的文字与她基于观察而产生的思想的复杂性和成熟性正好匹配。

I found the explanation for my surprising happiness one night in an unusual way. At 3 am. I was called to the wards to admit a young woman and arrived to find her comatose, moaning, and rocking on her half of a rickety cot. I examined her, hung IV quinine for likely cerebral malaria, did a lumbar puncture, and put down an NG tube as the entire ward of sick women gravely watched the proceedings, their faces eerily illuminated by my penlight, the only source of light. Last to do was the Foley catheter, but try as I might I could not locate the woman's urethra. One of the nurses began to giggle—just a little giggle. I began to giggle. The women on the ward began to smile through their fevers, then chuckle. Soon the entire ward was laughing, great guffaws resounding through that miserable ward. I understood immediately. There was nothing vindictive or belittling in our laughter. On some unspoken group level, really a cultural level, we were pulling together to survive, transcending the almost unbearably hopeless human suffering. No one of us as an individual could hope to escape, but together, as a group, through this laughter—symbolic of some human universal, some common denominator—we stood a chance of retaining our dignity, our perspective, our optimism. Thinking about this moment afterwards, and, indeed, about my whole experience at Mogashi Hospital, I have come to realize the crucial role that cultural constructs—shared belief systems, mutual ways of reacting to circumstances, family, friends, rituals, society—play in an individual's life.

例 3

关于患者的轶事常被用于强调申请者的同情和敏感，不过要慎重使用。下面是一个特别过分的例子。请试着看看什么是“标准”的医疗经历，什么是真正独特的经历，聚焦于后者。这并不是说“标准”的经历没有意义或启示，不过，阅读者可能见过数十份描述类似患者互动的个人陈述。

During the first week of my outpatient medicine clerkship I met Miss G.，a 55-year-old woman who came to the clinic for a routine health assessment. During the course of her evaluation，I obtained a screening mammogram，which unfortunately revealed a spiculated mass suggestive of malignancy. For the first time in her life，Miss G. faced the possibility of a diagnosis of cancer and realized she must come to terms with her own mortality. For the first time in my life，I found myself looking into the eyes of a patient，trying to be honest and kind while conveying bad news. It was a moment I remember well. I saw Miss G. in clinic on several occasions over the ensuing weeks. Although she usually came to see me for health maintenance needs，we invariably turned to her concerns about breast cancer. She approached her fears with remarkable courage and stoicism，finally surrendering to tears of relief when her biopsy was found to be benign. I experienced both a sense of loss and a wonderful feeling of fulfillment when the months in the clinics came to an end. In retrospect，Miss G. taught me more about illness，therapy，and what makes a patient “feel better” than I had learned in all of my classes.

例 4

起始语句很动人，很有冲击力。写作者清楚地描述了她的经历，那是一个会引起普遍同情心的经历。在她个人陈述的另一部分，她试图将希望和乐观结合起来，以保持她的陈述语调不会过于暗淡或压抑。

Reality caught me unprepared：within the first few weeks of my arrival in India，11 infants and one mother died on the small desert island of P—. Most of these deaths occurred in people's homes. I called a meeting with the only care providers in the area，the traditional midwives，to investigate why these deaths occurred. We discovered a complete lack of prenatal care，no malaria prophylaxis during the rainy season，and care by untrained midwives for deliveries. The most tragic and telling case was 20-year-old Rhada，a wiry woman who tilled her farm in the heat and carried gallons of water atop her head up until she went into labor. At the moment of delivery, all attention turned to her newborn son and Rhada silently bled. When the midwife realized that Rhada's placenta had not delivered, she attempted manual extraction and failed. She panicked as Rhada became faint, and sent her to the nearest hospital, two hours away. Rhada died en route. Bearing witness to these senseless deaths affected me deeply. What separated me from these young Indian women?

4.6 结尾

例 1

这是一个强力结尾的例子，尽管受到了过多使用第一人称的连累。申请者有效地声明了他的职业和个人目标，强调显著的个人素质，阐述了参加住院医师培训的期望——仅用了五句话。不幸的是，每句话都以“我”开始。

> At UCSF I have experienced tremendous personal growth and have clarified my professional goals. I am committed to developing pragmatic multidisciplinary approaches to improving the quality and delivery of health care in the United States. Personally, I desire to provide compassionate and technically excellent medical care to patients from all walks of life. I will bring to residency energy, enthusiasm, integrity, and ability. I expect a challenging, rich environment in which to learn and practice good medicine.

例 2

许多申请者都以“为一切做好准备”式的声明做结尾，而没有说服阅读者他们理解将会面对什么。这位申请者对面临的挑战和她接受挑战的能力做了诚实的分析。另外，她对职业计划和个人生活做了平衡的讨论。我们可以看到工作和休闲的相互作用是如何使她保持平衡和精力旺盛的。

> I know I have set high goals for myself: clinician, educator, and health advocate. The majority of the time I find working with underserved populations extremely rewarding; however, it can also be emotionally demanding. I have profound admiration for family physicians who have devoted their life to this work. I often grapple with the question of what will enable me to sustain this commitment for a lifetime. The combination of working at an individual level to address health needs and at a more macroscopic level to affect health policy is synergistic for me—each inspires my work in the other. On a personal level, I find my time away from medicine rejuvenating as well.

Spending time backpacking, gardening, or being with friends and family enables me to return to work refreshed. Being a physician entails personal sacrifice and dedication, and I am eager to begin the challenge.

例 3

这位申请者用一句很好的引语作为结尾。不过，他没必要说明曾在申请医学院时就这样做过，这看起来好像他在用旧的素材创新编写。如果他不这么画蛇添足，文章看起来会更简洁、清心。

In my personal statement for medical school, I quoted Paul Farmer saying, "I don't know why everyone isn't excited about [medicine]." Medical school has been a great source of joy for me, and I have no doubt that I am doing what I was put on this earth to do. Now that I have decided to pursue orthopedics, I have a renewed passion for medicine. It excites me, it stimulates me, and I cannot imagine doing anything else.

例 4

这是一个申请普通外科的个人陈述的非常有力的结尾。它以一种谦恭的方式表达了她的激情，尽管重复使用了第一人称。

As I stand ready to transition to the next level of my professional development as a surgeon, I am every bit as enthusiastic as I was standing before the operating table during that first case. I anxiously await the unique privilege of participating in such a rewarding and exciting field of patient care.

5. 个人陈述样本

下面，我们给出了一些成功的个人陈述，为了保护申请者的身份，略作了一些编辑。这些个人陈述背后的申请者都被匹配到全国顶级机构。大家可以参考借鉴这些成功的个人陈述，但请记住，你的个人陈述必须反映你自己独特的风格和个性。

个人陈述 1

下面个人陈述的写作者离开了神经科学研究职业，追求小儿神经科。她的个人陈述有效地讨论了这一改变的原因，从拖延进入医学院，到不喜欢研究生院的培训，再到进入医学院——因而直接讨论项目主管可能关心的申请者年龄较大的问题。文章读起来很自然流畅，她对专科的热情也很明白无误。不过，如果申请者将她对专科的热爱的语调调低一些，效果会更好。

When I first entered Oberlin College in 1980 I wanted to go into medicine-it took me 11 years to get there. When I first applied to medical school I thought about pediatric neurology—fortunately, it has not taken me another 11 years. During my third-year pediatrics clerkship, I told one of my best friends from college (who is now a primary care attending) that I absolutely loved going to work every day and that I was amazed at how much fun it was to "play with" your patients. Her response was that I could have children of my own and I didn't need to go into a field of medicine just to "play with kids." As I continued to love every minute of my other pediatric rotations, I began to realize that, of course, I didn't need to, but that I certainly could if it was what I enjoyed the most and what I seemed to do the best.

When I was in college, I initially put off medicine for entirely the wrong reasons: I hated the competition of the premeds, I could not imagine studying nonstop, and I did not want to stay up all night every three to four days for years of my life. Instead, I knew that I wanted to study the brain. I had two wonderful role models in my psychobiology career: I got my thesis published, and I headed to graduate school looking forward to a career in neuroscience research. But I feel fortunate now that my six years in a graduate program in experimental neuropsychology at UCSD showed me that a career in research by itself was not enough.

The turning point was deeply personal. My four-month-old niece was diagnosed with a grade 4 glioblastoma multiforme at the start of my fourth year. I remember sitting in the ICU waiting room at Denver Children's trying to concentrate on a paper related to my dissertation and realizing that what I was studying would never be directly helpful to this beautiful little child or to the rest of my family. It was then that I focused on why I had not been truly satisfied with my graduate experience—something was missing. And I came to realize that what was missing is the very thing that I need and want most from my career—direct application of my work. My personality needs more instant gratification than full-time research was bound to give me. In fact, the only gratification that I did seem to be getting routinely in graduate school was through teaching. I loved the interaction with students, the challenge of being an effective communicator, and the sense of responsibility toward the students, all of which are integral parts of being a successful teacher. I received the Distinguished Teacher Award in 1992 and was subsequently appointed to the teaching assistant consultant position responsible for training all the new TAs in the Psychology Department. Unfortunately, in much of academia, teaching is not as valued a commodity as it should be, and I was constantly made to feel that I was spending "too much time and effort" teaching. As for my research efforts, I am fortunate enough to have experienced the thrill that comes from finding the predicted effects during the final data analysis of my dissertation project, but I know that this thrill would have been magnified ten times if the research had been clinically applicable. I also realized that ultimately I wanted more out of my interaction with patients than having them as research subjects. My experience in medical school has taught me that I was right, there is nothing more rewarding than direct patient care—no matter how challenging it can be. The fact that a career in academic medicine combines the patient care, teaching, and clinical research that I value so much makes me realize how lucky I am to have found this path.

Despite the fact that it was a little disconcerting to turn 30 during my first year of medical school in a class whose mean age was 23, and that it may seem a little harder for me to stay up all night than for my 25-year-old classmates, I have never regretted my path. I feel that the life experience gained from my year as a social worker working with pregnant and parenting teens, and my years in graduate school have contributed immeasurably to my learning of medicine. I knew better during first and second year what was really important—not the grades that I received, but rather how well I could learn to apply that knowledge to a clinical setting. I can also look at the frustrated and angry parents of a sick child and understand a little better what they are going through by applying my experience with my sister and niece.

For a short time during my third year I allowed myself to be steered toward adult neurology by eminent senior faculty members, but I knew there was something in my heart that would not let me make a final career decision until I had experienced child neurology. I went into it with mixed feelings. Another friend who was finishing her pediatrics residency had told me that she had considered doing a neurology fellowship, but thought that it was "too depressing" ... so she went into oncology instead. I must admit that this scared me. But I knew after only a few days that this was what I was meant to do. I enjoyed every patient interaction I had—the 14-year-old with a static encephalopathy and an intractable seizure disorder, the perfectly normal four-year-old who came for follow-up after a "bonk" on the head, and the eight-year-old with sudden onset of cranial nerve palsies of still unknown etiology. My learning curve was vertical, and I went to sleep every night with Dr. Bruce Silverstein's text on my bed, and then was fortunate enough to have the opportunity to ask him questions in clinic in the morning. Many people have told me how lucky I am to have found a field that I am so enthusiastic about, that to fall so completely in love with something is what everybody hopes for. I knew that day that I went to Toys R Us (postcall) to buy a koosh ball to test visual fields and small plastic toys to test manual dexterity, and the night at 4 am. when I sat in a rocker to console a methadone baby in the nursery before going to bed for that all-important two hours' sleep, that they were right.

个人陈述 2

这个申请者很成功地将她的热情和信念显示给我们。引言部分并不均衡，将一系列选择儿科的理由加入个人陈述使得文章很聚焦，并与开始段落直接呼应。在中间的两段，申请者大量的社区活动也描述得很好。总之，文章很有力，很有说服性。

Of the many contributing factors in my decision to pursue a career in pediatrics, the opportunity for patient education stands out as the most influential. During my clinical clerkships, I discovered many fields to be intriguing and learned from, as well as enjoyed, many aspects of each. It became clear, however, that the rotations providing more patient contact and continuity of care were the most fulfilling. My memories of third-year clerkships are of explaining cardiac catheterization to help allay fears, diagramming reasonable schedules of discharge medications, and discussing puberty with girls beginning their development. Thus, choosing a field became not merely a determination of what I found to be intellectually challenging, but a selection of the role I wished to play in delivering health care to my patients. Pediatrics as a specialty allows the most interaction with patients and their families and affords perhaps the broadest role for the physician, including that of child advocate/social activist, health educator, family friend, and role model. Here, colleagues are interested in a patient's adoption history and school performance, and time can be scheduled solely for the purpose of STD teaching.

In my own educational experiences I have been blessed with supportive teachers who were also excellent role models. I was awarded the opportunity to enter a research laboratory as a high school student largely due to the commitment of a chemistry teacher and the generosity of a pharmacologist. This led to an aspiration to run my own laboratory with a program for future students. In college, a biochemistry professor's encouragement allowed me to pursue an individual project resulting in a publication. Perhaps as a means to reciprocate, I became involved in the local community. I performed the majority of my volunteer work through Alpha Phi Omega, a coeducational service fraternity affiliated with the Boy Scouts of America. Typical activities of the organization were Easter egg hunts for the county's foster children, creating a haunted house every Halloween at the Salvation Army, and providing aid in the aftermath of a local earthquake. Other community-oriented projects included tutoring of Chinatown youths on academic warning. As examples of Asians in college, the tutors also assumed roles of "big siblings" to help the students bridge cultural gaps and to encourage exploration of life opportunities outside the inner city. These activities eventually led me to realize that medicine, with its emphasis on service, would be the more satisfying career for me.

In medical school, I continued my community activities as time permitted. The two most rewarding experiences were that of teaching at a middle school and of organizing a series of talks for fellow preprofessional students. A few classmates and I taught middle schoolers through a program (Med Teach) coordinated by the medical school and the local school district. We had tremendous fun creating lesson plans for three classes each week, selecting different topics and styles of presentation for each age group. In addition to short traditional lectures, we often added interactive sessions such as class "Jeopardy" or "pin the organ on the body." One of our lessons on the eye even included group dissection of bovine eyeballs. This interest eventually grew to include the education of fellow classmates. As the community outreach chairperson for the Asian Health Caucus, I wanted medical professionals to learn about the special cultural as well as medical characteristics of the Asian patient (eg, population differences in disease prevalence and drug tolerances). This idea of hosting a single lecture on an Asian health topic was discussed with friends, many of whom voiced wishes for similar talks on other cultural groups. Thus sprouted the daylong Multicultural Health Forum, which explored various cultures and their relevant health issues with speakers from different institutions. Moreover, I was able to secure sponsorship from the Department of Psychiatry and develop the forum as a credited class with availability to all preprofessional schools, including those of pharmacy, nursing, dentistry, and medicine.

I am eager to maintain my interest in teaching, both through patient education and through involvement with medical student training—knowing well the difference an interested resident can make in the medical student experience. Because of this factor, there was never any doubt that I would be best suited for a university-based/affiliated pediatrics residency program. I currently anticipate a career in general pediatrics and therefore desire a well-rounded program with strong training in primary care. However, infectious disease and genetics are two areas that I wish to further explore, with the option of possible advanced training.

个人陈述 3

这个矫形与康复外科的申请者在详述研究兴趣而不使读者厌烦方面做得很好。请注意，他很少用缩写形式讨论他对矫形外科的兴趣。通过认真撰写他的文章，申请者展示出他对将来在矫形外科职业发展的考虑。

As a volunteer anatomy and pathology laboratory instructor, each year I am faced with a new set of students, unpredictable new group dynamics, and ultimately new challenges for presenting material. At times such as these, I truly appreciate the remarkable plasticity of the human mind. A principle taught to me by my college anatomy instructor, who influenced my career by teaching me how to teach, often comes to mind: "Answering a confused student's question with the same words repeatedly is like trying to cut paper by hitting it with a hammer over and over. Instead, trash the hammer and get a pair of scissors," she said, "or start tearing." Through the years, I have learned that effectual communication entails transmission of the understanding that you possess to others, so that they now also understand and are stimulated to think. This requires flexibility and patience, a good understanding and organization of the material, and a high degree of enthusiasm on the part of the teacher. While some of these attributes are inherent in my character, others have been learned and improved upon with every new enterprise.

It is a similar challenge that attracts me to the field of plastic and reconstructive surgery, where often there are situations when operative procedures are modified to accommodate a patient's situation. Whether there is a paucity of soft tissue in one area, an abundance of skin in another, or a lack of bone due to destruction or congenital absence, the human body can be made plastic much like the mind modifying the procedures. I welcome and look forward to a lifetime career of meeting these types of challenges creatively in both the adult and pediatric populations, always keeping in mind aesthetics, prognosis, functionality, and the patient's wishes.

Creativity extends to the area of research, which, together with teaching, draws me toward a career in academics. To offer a patient an objective list of therapeutic alternatives requires an active hand in contributing to basic and clinical sciences while keeping abreast of the most recent advancements. As an undergraduate in kinesiology at the University of Miami Biomechanics Laboratory, I investigated the recruitment pattern of the medial and lateral gastrocnemius heads in the cat across a continuum of postural and movement demands. To further study pathophysiologic mechanisms of diseases in light of a surgical subspecialty, I completed a post-sophomore fellowship with the Florida State Department of Anatomic Pathology, gaining familiarity with frozen biopsy criteria and processing, histologic examination of surgical specimens, special stains, cytologic interpretation, and fresh anatomic dissection during autopsies. Interested in diseases of the musculoskeletal system, I researched a new monoclonal antibody, O13, directed against the p30/32 gene of Ewing's sarcoma and its cross-reactivities with other small round blue cell tumors. Possessing a special interest in pediatric orthopedics, I participated in many of the Toland Hospital for Crippled Children activities over the course of three years, including an anesthesia clerkship, contributing to research conducted in the Gait Laboratory, participating in rounds and conferences, and observing a variety of orthopedic surgeries, the majority involving congenital hand abnormalities. It was here that I met Dr. Kathryn Douglass of Baylor University, who introduced me to the notion of approaching a possible hand fellowship from the direction of plastic surgery. Now, with my current interest in plastic and reconstructive surgery, I am presently exploring with Dr. William Schrock at Baylor University the potential of capitalizing upon the angiogenic properties of fibroblast growth factor in the creation of flaps for larger wound coverage secondary to burns or other major trauma.

Plasticity also is a key virtue during any residency. I am quick to learn new theories and techniques, and able to work well with a wide variety of patient and medical staff personalities. These attributes, coupled with patience and a good sense of humor, have been instrumental in my growth thus far and will continue to be the basic foundation of my philosophy for success in plastic and reconstructive surgery.

个人陈述 4

在其申请普通外科的个人陈述中，这位申请者有效地表达了她对专业领域的热情，以及某些使其适合普通外科的个人特点。

Exhilaration, anticipation, and a heightened awareness of myriad details—these were the emotions I experienced the first time I scrubbed into a case, a revision sternotomy and ASD repair, early in my third year of medical school. Hundreds of cases later, I am every bit as enthusiastic each time I step into the OR. In light of this and several other reasons, I am confident about my pursuit of a future career in surgery.

Although my interest in general surgery solidified during my recent clinical years, it began to develop far earlier. The thrill and personal satisfaction I perceived while shadowing a community surgeon was an early formative experience leading me to medical school in the first place. During my preclinical years, I marveled at the elegance and clinical relevance of human physiology and anatomy. Attending the Society of Thoracic Surgeons conference was an exciting introduction to the world of academic surgery.

By the end of my third-year surgery clerkship, I had a number of rich experiences reinforcing my interest. On the cardiothoracic service, I was enthralled by the intricate and immediate connection between anatomy and physiology, brought to life through surgical manipulation. During pediatric surgery, I was fascinated by the seamless integration of intraoperative technology, from HIDA scans to thoracoscopy, as well as the capacity to definitively cure patients of their pathology. My experience on the UCSF trauma service highlighted the unique role of the surgeon as "the whole doctor," caring for patients in their most critical hours, assuming full medical management and employing surgical interventions when indicated. Excited by the opportunity to effect drastic changes in patient's bodies and lives with such brief and elegant interventions, I knew that I wanted to pursue a career in surgery.

My unique personality and aptitudes make me a strong candidate as a future surgical trainee. I fully commit myself to my academic and personal endeavors with enthusiasm and passion; I enjoy hard work and take great personal satisfaction from seeing the immediate results of my efforts. My meticulous attention to detail and natural ability to work as part of a team have been among my strongest assets during my clinical clerkships, evident through my zeal for taking on challenging and often critical patients, coordinating efficiently with nursing staff and consulting services, and educating my ward teams by including the relevant literature with both unusual and "routine" patient presentations. These personal traits have no doubt benefited from years of teaching martial arts and playing soccer, even through the rigors of my third-year rotations and recent subinternships, highlighting my capacity for multitasking. I tend to be somebody who does not waver on important decisions, but rather, will deliberate seriously, resolve on a course of action, and move forward confidently. As I have embraced new technologies throughout my life, the rapid innovation prevalent in all fields of surgery is tremendously appealing to me.

I will likely further specialize, though I am not yet certain in which field. The ideal training program is one that can foster my growth into a seasoned surgeon with broad experience, comfortable operating autonomously and prepared for the rigors of fellowship and practice. I have always been passionate about teaching and mentoring, and therefore, I envision a future practice at an academic center. As such, I consider the availability of meaningful research and the opportunity to teach fellow residents and medical students important facets of a training program. Advancing patient care through clinical research and technological progress, from device design to translational research, has been one of the proud traditions of American surgery, one in which I plan to actively participate. The old adage that "no man is an island" rings true here, and, recognizing this, I will ideally practice in a university setting that can support this endeavor and offer important interdisciplinary and industry connections.

As I stand ready to transition to the next level of my professional development as a surgeon, I am every bit as enthusiastic as I was standing before the operating table during that first case. I anxiously await the unique privilege of participating in such a rewarding and exciting field of patient care.

个人陈述 5

这位候选者的个人陈述写得很好，将指导她进入急诊医学的不同体验和影响整合到一个故事之中。她还引用了一些显示她具有领导能力的经历。

Saturday night news of a large fire flooded the airwaves. Fueled by the summer drought and the strongest winds in years, seven "uncontrollable" fires began blazing around our city. Over 500 000 people were under mandatory evacuation orders, many of whom sought refuge at Park Stone Stadium. Without hesitation and compelled by the situation, I threw on my white coat, slung my first-aid bag over my shoulder, and rushed to the stadium.

Controlled chaos best describes the scene that first day. With a small staff of health care workers and volunteers, we managed to put together "Centercomm Hospital," complete with fully functioning triage, acute care, pharmacy, and specialty teams. We assumed responsibility for 520 patients displaced from skilled nursing facilities, and 97 acutecare patients. Every night until the fires were out, I returned to Centercomm to work the graveyard shift, helping out every way I could. I was always interested in emergency medicine, but this was my first taste of it outside of the ED—when the hallway became patient triage, the bar turned into a pharmacy, and the lounge served as an acutecare facility. The EM doctors took charge, and their knowledge, composure, and decision making was inspiring and ensured there would be no casualties. As I worked shoulder to shoulder with them, my aspirations to specialize in EM quickly solidified. I want to be the doctor who can see patients inside the hospital or in a parking lot if need be. I want to develop the skills, understanding, and experience to handle any situation.

Less than a year later, I found myself aboard the USNS Med-Help ship, a 1000-bed floating hospital on a humanitarian mission in the South Pacific. Working a longside EM residents and attendings on the shores of Papua New Guinea and Micronesia, we would see upwards of 600 patients a day. There, I was challenged to recall details of microbiology and dermatology (without referencing the Internet) while seeing everyone, from infants to the elderly, in the seemingly endless line. Patients often presented with vague symptoms and were limited by language barriers, further complicating my detective work. I experienced first-hand how a broad knowledge base is essential in EM.

I have been an organizer and leader throughout my life, able to multitask, motivate, and excel in many settings. During medical school I became the class president, helped begin the Border Health Project medical outreach, created the school's lending library, started an out-door retreat for incoming students, helped shape the school's curriculum reforms, edited the Human Condition literary magazine, and was copresident of the EM Interest Group. I am proud to say that when I leave medical school, I will have left it a better place than when I began though new programs and lasting changes. I take on each commitment with enthusiasm and passion, supported by a strong work ethic and perseverance. I am an action-oriented person and see projects though to the finish. When challenges arise, I pride myself in my ability to think through the issues rationally, deliberate effectively, and act confidently.

Emergency medicine is where I find my passion, and it is a true fit for me in both personality and professional goals. I am ready for the challenges of EM and inspired to be a part of future solutions and improvements in the field. Seeing patients at first presentation promises to keep me mentally engaged and clinically sharp. My hands-on nature and effective leadership skills will be well served in the ED. Furthermore, it makes me proud that the ED practices true community medicine, where patients are helped regardless of ability to pay.

The firestorm in my city was contained within 10 days, but the impressions made and lessons learned will be everlasting. A spark was lit inside of me, exposing me to a new side of emergency medicine and drawing me to a specialty I will soon call my own. I look forward to residency training to prepare me such that when the day comes, I will be able to manage the controlled chaos and help those in need.

个人陈述 6

这是来自于一位急诊医学申请者的个人陈述，写得很好。他的开头和结尾都在描述一个有意义的与患者互动的故事。不过，他用了一种听起来并不陈腐，而且显示了他的同情心方式来这样做。文章从头到尾的语调愉快、坦率。他列出了他认为对急诊医生很重要的素质，然后证明他已经发展了这些素质。

As my cardiothoracic surgery fellow and I hurried to the ED, we learned that the Lifestar helicopter was transporting Mrs. M, a patient suffering from a Type A dissection with extension into her carotids. She was 81 years old and intubated, and unknown to the surgeons or the ED doctors was her baseline status and functioning. Whether to operate was now the question. This was the first family meeting I had attended that had such an urgency to it, yet it needed to be in a setting where time could stand still. Mrs. M's grandson pulled me aside and asked, "If she had the surgery, would she ever wake up?" I began to realize the power of information and just how important decision making in the emergency room was upon outcomes for patients. Finally, Mr. M decided we should go forward with the surgery, and within minutes we were in the OR and starting to open.

To me, emergency medicine is about leadership, teamwork, and humility. Contributing to my teams and leading them to success has always been important. I have served in this capacity many times, whether it was teaching as a Human Biology Course Associate, working on our student LCME committee, or being part of clinical teams on the wards. Our struggles and triumphs as groups have taught me leadership skills and made me a stronger teammate, knowing how to trust in others and when to ask for help. As an emergency physician, I hope to be a colleague in the truest sense of the word so that patients will be best served by our medical care. The emergency department is also a place that reflects the pulse of a community—it is a place where patients of all backgrounds and cultures arrive, and for me, this is something I desire as part of my practice. Having so much of my family in India and spread around the globe has given me the opportunity to travel broadly and interact with different cultures. Working as a clinician at our student-run free clinic has taught me about the impact doctors can have in underserved populations and the medical needs of my own community. Caring for a diverse population of patients is something that drives me and draws me toward a career in emergency medicine.

I first learned through my undergraduate research the value of contributing new knowledge to the fields of which I am a part, and I have had the chance to broaden my research experiences during medical school. My time working in a pediatric cardiology lab showed me how an understanding of signaling in heart development could relate to the presentation of a young infant with cyanosis. Now, as I embark on a clinical research project to assess risk stratification among ED patients with sepsis, I will have the chance to take ownership of a project from the IRB stage through data analysis and completion of a thesis. This opportunity to directly contribute toward evidence-based medicine is something I find intellectually interesting, challenging, and rewarding. After the surgery, I was not sure whether Mrs. M would make it through the night, but the next morning she was extubated, and the first thing she asked me was, "Doctor, do you watch Grey's Anatomy on TV? I watch every week." Mrs. M is a patient I won't forget easily. She taught me the importance of listening to patients and families, the need for critical decision making sometimes without clear evidence, the sense of teamwork and responsibility that comes with caring for emergency department patients, and the feelings of reward when we, as physicians, are able to provide the care that patients need.

三、推荐信

项目可能要求你提交个人推荐信和职业推荐信（LoR），这些信件对项目主管在他们收到的许多申请中寻找具有明显特征的候选者是非常有价值的。虽然候选者们的简历和个人陈述可能有许多相似之处，但推荐信能突出你的某些杰出要素，让你鹤立鸡群。推荐信的质量可能就是你的申请优势。

下面给出一些关于推荐信的提示。

1. 重要性

推荐信通常会成为你的学术能力的重要反映，同时也会成为了解你的非认知素质的信息来源。

2. 推荐信的数量

- 大多数住院医师培训项目要求三封推荐信，有时会要求推荐信源自于特定的院系或实习轮转。你通过 ERAS 只能向任何给定项目提交最多四封推荐信。
- 要确定遵守每个项目的指令。例如，有些项目要求推荐信要来自特定的院系，还有些会要求推荐信要来自主治医师而不是住院医师。有时，项目会要求一封来自于一名与医学职业无关的人士。
- 除非你有一封特别令人眼亮的推荐信，否则不要发送超过要求数量的信件。有些选拔委员会怀疑“申请资料越厚，申请者越笨”。有些项目只审阅他们所要求送达数量的推荐信，后续的信件将被忽略。

3. 时间安排

延误耽搁很容易发生，通常的原因包括：

- 我跟谁也没混熟到能要求为我写推荐信的程度。
- 我特烦找人写推荐信，我要等到 8 月份再说
- 我在外科做得很好，但那是半年前的事，他们不会记得我了。
- 某某教授正在休假，等他回来再说吧。
- 我是一个平均水平的学生，回头我找个主治医随便给我写两句就得了。到时

候一个电话就解决问题了。

- 下一个实习轮转我肯定能打动他们，并获得最好的推荐信。

礼貌起见，要做好安排尽早获得推荐信。你现在就可以向你先前的实习轮转请求推荐信。如果你对一个特定的专科感兴趣，也可以等到你在那个专科轮转完了之后再要推荐信，但为安全起见早一点请求推荐信没有坏处。

从你请求推荐信到推荐信提交截止日期之间，至少要留一个月的时间。要记住教师们是很忙的，可能在出差或在你请求的初始时间不方便，而且他们通常要写好几封推荐信。

4. 请求推荐信

- 大多数情况下，你要向一个你做得很好、且与你选择的领域相关的，或者是一个特定项目申请所要求的实习轮转请求推荐信。
- 尽可能选择了解你的人。如果能找一个你所申请项目可能知道的人，也不失为一个好主意。要选择一个能够对你的临床技能和意向做出判断的人，而不仅是一个朋友。
- 向一个你所选专科的导师请求推荐信。
- 不要向住院医师或实习医师请求推荐信。他们可能对你的临床技能有很好的了解，但主治医师应该为你写推荐信。告诉主治医你都跟哪些住院医师和实习医师共事过，以便他在写信有问题时去找那些人探讨。
- 这几件东西会对写信人有帮助：简历、个人陈述和照片。

与为你写推荐信的人安排一个 15 分钟的会面，为你审阅简历。为推荐信撰写人准备好额外的个人信息，特别是如果你想提醒在他或她的轮转中你表现很好的特定事件或情景。

5. 使用住院医师培训电子申请服务

MyERAS 对你可发出的推荐信请求没有数量限制，但它只允许你向每个项目发送有限数量的信件。作为一个申请者，你要输入你选择进入 MyERAS 的推荐信作者。然后系统会生成一个推荐信请求表，你可以将这个表通过电子邮件、邮件或亲手递给每个你选择的作者。你还要选择是否放弃在作者提交时阅读完整推荐信的权利，尽管作者可能选择直接将推荐信发给你参考，并表示他们对你的支持。

推荐信必须通过推荐信门户在线提交。推荐信作者可以通过 ERAS 在推荐信门户注册，并使用你在初始推荐信请求表上提供的推荐信 ID。他们也可以将推荐信提交到你学校的指定院长办公室，办公室直接提交给 ERAS PostOffice。

在申请季的任何时点，新的推荐信都可能以你的名义提交。

四、医学院成绩评估

医学院成绩评估（MSPE）也被称为院长信函，是美国四年级医学生住院医师培训申请的一个重要部分。为帮助医学院开发能够表现申请者整个医学院经历的评估工具，已有相应的指导方针被开发出来。许多医学院生成 MSPE 的过程需要与你的院长或其指定的人会面，以便使 MSPE 能够对你的成绩和职业目标反映出一些个人层面的洞察。

医学院成绩评估在每年的 10 月 1 日发送到住院医师培训项目。无论你通过 ERAS 还是其他通道申请你期望的项目，学校都要在 10 月 1 日才发出 MSPE。ERAS 程序会在 10 月 1 日的 12：01 之前禁止 ERAS PostOffice 收取 MSPE，唯一的例外是专科资深培训申请者的 MSPE。一旦这些 MSPE 被传送到 ERAS 的进修培训文件办公室，马上就会提供给进修培训项目。

准备 MSPE 时需要注意的问题：

- 你何时能够开始安排与院长的会面？
- 你应该联系谁来安排会面？
- 在与院长会面前你应该准备什么资源？
- 你是否要准备一份你的经历和个人陈述的草稿？还是要带其他说明信息（例如成绩单、可能的住院医师培训项目列表等）？
- 如何将 MSPE 发给不参与 ERAS 的项目？
- MSPE 的起草、签署和发送需要多长时间？
- 在发出前，你有机会看到你的 MSPE 吗？

对国际医学毕业生而言，ECFMG 就相当于院长办公室，ECFMG 的认证就相当于 MSPE。

第6节　选择项目

一、住院医师培训项目选择步骤

在选择住院医师培训项目过程中有三个主要阶段。第一阶段的目标是鉴别在你决策过程中最重要的因素，对项目进行研究，并确定你要进一步了解的那些项目。你的研究和决策过程应聚焦于收集客观信息（例如社区规模、地理位置、值班日程等）。每个住院医师培训的网站、在线或已出版的目录和其他人的建议都是本阶段的重要资源。

过程的第二阶段在你完成第一阶段的尽职调查之后开始。第二阶段的目标是收集主观信息，确定每个使你感兴趣项目的优缺点，准备一个你准备参加面试的高优先项目清单。要获得这些信息，可以与社区医生、住院医师培训的校友以及在那些项目中完成轮转的同事进行交谈。另外，可以计划参加会议和住院医师培训展示活动。在这些活动中的面对面交流是一个协调你的兴趣与一个项目的优缺点的试金石，而且也不会有面试或选修时所面临的压力。这些活动也是比较许多不同项目的有效方法。

第三阶段包括在你精心挑选的项目进行面试，并基于每个项目的优缺点做一个项目排序。面试之后，对每一个你有兴趣的项目都有了相当多的信息。建立排序表是你的最终工作。在这个最终阶段，学生们通常会发现使用一个类似于限制性决策表的逻辑工具是有助于量化每个项目的优缺点的（表6-1）。通过比较那些对学生最为重要的因素，决策表提供一个评估和比较每个项目的系统性方法。国家住院医师培训匹配计划（NRMP）有一个APP，能够帮助你跟踪面试时间安排和记笔记，并基于自己的输入对项目进行评估。可在www.nrmp.org/the-match-app下载匹配项目评估与面试安排管理器（Match Program Rating and Interview Scheduling Manager）APP。

许多学生查阅医学学位教育目录或在线版的FREIDA——一个有9400多个认可的学位教育项目数据库。它会提供例如项目主管姓名、医院、医院录取人数、门诊人次、可供住院医师职位等信息。更多信息请访问www.ama-assn.org/ama/pub/education-careers/graduate-medical-education/freida-online.page。

表 6-1　限制性决策表样本

因素	权重（W）	项目 1	评估（R）	W*R	项目 2	评估（R）	W*R
设施	8.5	注释	4	34	注释	7	76.5
电子健康记录	7	注释	9	56	注释	4	56
课程	8	注释	9	72	注释	9	72
师资	9	注释	7	56	注释	8	72
地点	10	注释	4	40	注释	9	90
社区规模	2	注释	5	10	注释	8	16
合计总分				282			337.5

- 不要因为你认为自己不是一个有利候选者就随意删除一个项目。在你完成申请过程的第一阶段之前，你并不真正知道是否是这样，所以不要让任何人阻止你。
- 对每个项目的质量保持开放的心态。即使你可能从来没有听说过某个医院，它可能有一个极好的项目。每个专科都有太多的项目，谁也不可能时时刻刻都知道哪个项目最好。
- 不同的项目因不同的原因而具有优势，每个住院医师候选者会基于不同的原因看重同一个项目。结果是你做不出一个“十佳”住院医师培训项目表。你的目的是找到一个最适合你独特目标的培训计划。

有些专科学会（例如美国家庭医师学院、美国精神病学协会）开发了他们自己的住院医师培训目录，能够在线访问。这些目录包括了值班频率、项目毕业生的数量、每个培训年度住院医师的数量、教师的数量、工资及福利等信息。如果你对这些项目有兴趣，可以查阅这些在线目录或直接与对应的专科学会联系（参见全国医学专科学会列表）。

最后，许多医学院愿意提供以前毕业生的姓名和住院医师培训地址。可以考虑与那些在你所选领域做住院医师培训的医生联系，询问他们为什么选择他们的项目以及他们考虑过的其他项目。了解行医环境和项目校友的生活方式。

如果你对你所得到的信息感到满意，你已经回到自我分析阶段，以确定哪些项目最能满足你的需求，因而值得去申请。尽管你可以申请你想要的尽可能多的项目，如果你已经知道自己对一些项目并不感兴趣，就要考虑是否值得你和项目需要付出的成本。如果你有学术上或考试方面的挑战，或者该专科通常会有很高的候选者-开放职位比例（候选者比开放的住院医师职位多很多），可以考虑申请多个所选专科的项目。

二、对一个项目应该考察什么

在确定要申请的项目之前，你需要对自己的优先重点有一些考虑。尽管这时并不需要一个水晶球，你应该在申请过程的初期就认真思考以下事项，最好在开始面试之前。

1. 地点

地点是一个很个人化的关键事项。某些候选者受到他们另一半的工作地点的限制。另一些学生希望离家近一些，或者想将住院医师培训用作与他们最终希望在其中开业的社区建立联系的机会。如果你喜欢冒险，而且没有什么严肃的“附带条件”，可以考虑那些把你带到新的地域的项目。许多做毕业后第一年预备或过渡的学生，利用这一机会以有限的时间投入去体验另一个城市。总之，在结婚和有家庭责任之前，现在是做这种选择的最后机会了。

经验告诉我们，一旦安定在一个城市并习惯于一个特定的项目，学生们通常不愿意离开。在繁忙的实习年他们必须努力争取找到一种方式留在原地。在申请项目时，必须考虑这种可能性，即使你只打算在那里接受过渡或预备年培训。

某些地点特别受欢迎，这些地方的项目可能更有竞争性。这些热点地区有波士顿、芝加哥、夏威夷、旧金山、圣地亚哥和西雅图等。如果你想去一个特定的地方，一定要申请足够数量该地区的项目，以提升匹配到那里的机会。请记住，使自己受到地理区域限制，你可能要在所申请项目的其他特性上做出妥协。

最后，风格和观念的地区差异会影响住院医师培训。在面试期间，你可能会发现医学培训的某些区域性变化。最重要的是选择最适合你的风格。

2. 背景

大多数申请者的职业计划都可以分为学术导向的、临床导向的或二者兼顾的。你要找到适合你偏好的项目。大多数项目可分为以下背景：大学、社区、城乡或健康维护组织（Health Maintenance Organization，HMO）。许多项目在多所医院服务，使他们的住院医师接触到多种背景。询问在每所医院会度过多长时间是值得的。

2.1　大学

有两个原因使大学医学院的附属医院处于有利地位：(1）医学院提供教学机会；(2）医学生的存在确保环境的设置也有利于对住院医师的教育。大学项目的教学会议通常比其他背景的质量更高，尽管不总是这样。不过，也有一些欠缺。对初来者而言，大学项目可能会更紧张，往往导致住院医师之间的交往水平较低。大学项目中的住院医师往往会有更多知识渊博的顾问，某些人抱怨由于有这些大量的专家和顾问，住院医师们缺少自主和决策责任。一方面，大学背景的患者人群有时并没有住院医师培训后在社区行医时会面对的患者的代表性。另一方面，大学项目倾向于基于三级护理中心，会使住院医师接触到更不常见或更有趣的病例。

2.2 社区

有各种各样的社区项目，不过，通常给人的感觉是住院医师在这些机构只是接受了温和简单的培训，尽管这种差别可能只存在于某些专科。另外，福利和薪资也可能更丰厚，住院医师们通常更轻松，学术压力较小，有更多的时间读书学习。然而，某些项目可能缺少学术威信，缺少正规的教育会议，有更高的私人患者/主治医师比例。请记住，你可能没有同样程度的患者责任或疾病经验的多样性。

2.3 城乡

如果你确实想积累实践经验，城乡医院将会使你受益匪浅。在这里你可以忘记学术理论，你将被教会如果处理大量主要由城市穷人构成的患者人群。更可能的是，你也会深入涉及决策过程，并将获得各种侵入性操作经验。不幸的是，城乡医院的人员经常是劳累过度，薪酬不足。还有，这些项目通常缺乏学术威信和知名度，著名的例外是马萨诸塞公共医院和旧金山公共医院。另外，辅助支持一般较弱，正规教学良莠不齐，缺乏组织。

2.4 健康维护组织（HMO）

HMO 通常有他们自己的医院，尤其是在西海岸。一部分这些医院在某些大的专科有自己的住院医师培训项目，如内科。学术性医院的一些其他住院医师培训项目在这些 HMO 医院或诊所有自己的住院医师轮转，以便住院医师在培训后申请职位时了解这些系统是如何运作的。HMO 在美国已成为一种现实，对那些喜欢医疗护理连续性、有兴趣控制医疗成本的学生而言，是一个可行的住院医师培训选项。

3. 稳定性

由于毕业后医学教育的联邦资助面临大幅削减，你一定要确认住院医师培训项目在财政上是否安全。项目的资金有多少来自于联邦资源？他们的母医院或大学是否运行良好？加利福尼亚州几个城市的县医院正处于财政崩溃的边缘，医院合并使得纽约和波士顿的住院医师轮转选择发生变化。另外，许多教学性医院（特别是在东西海岸）正在经历来自于管理式医疗的史无前例的竞争。它们的母医院是否还有充足的患者基础，还是在管理式医疗的大潮中挣扎度日？尽管你对州的财政政策或因为财政压力引发的合并无能为力，你能够采取措施了解这些机构的运作情况，并将其作为你最终决定的考虑因素。

除财政稳定性外，住院医师培训项目必须得到认证才能培训住院医师。因此花时间了解项目曾经或近期在认证方面是否存在问题是必要的。暂缓是一个红色旗帜，表示该住院医师培训项目存在问题，但并不表示问题已经或未得到解决。如果你的项目在暂缓期后未能得到认证，你可能在所培训的领域没有委员会认证资质。

4. 声誉

如果申请者考虑到专科资深培训或在医疗学术方面的职业发展，项目的声誉就很重要了。无论是否名副其实，项目的声誉对你将来确保进入竞争性专科资深培训或教职任用都有很大的影响。不过，如果一个项目很大，威信就不太重要，你可以努力获得很强有力的个人推荐，以确保获得竞争性的专科资深培训。在社区行医的实际情况是大多数患者并不知道或在意你从哪个医学院毕业，更不知道你在哪里获得培训。

5. 附属专科优势

如果你在住院医师培训后考虑附属专科培训，你需要评估项目在该附属专科的优势。另外，如果有个附属专科的知名人物为你写推荐信，肯定是有益的。专科资深培训项目主管通常会信任他们同行的强力推荐，这在竞争性领域起着关键性的作用。

此外，对所有将来的住院医师——特别是那些考虑专科资深培训的——而言，了解给定项目的毕业生来自何处是极为重要的。在面试期间，这是一个很适合提出的问题，通常会得到表格形式的答复。如果没有，就要提问。你现在可能不在意，但当申请某些更具竞争性的专科时，你会希望了解这些。

6. 教学环境

因为住院医师培训是一种毕业后教育，你需要评价一下你所感兴趣的机构的教学观念和设施。努力在项目网站和面试期间尽可能多地获得这些信息。要注意住院医师培训项目的以下方面：

6.1 课程/会议

住院医师要依靠组织良好的会议和教学轮转来扩展他们的知识基础，并加强他们已经学过的知识。大多数项目都开发出来一套组织良好的课程，使住院医师们在培训期间能够接触到所有主要的课题。这一课程可能包括轮转、会议和带有指定阅读的教学大纲。在某些专科内，重点和形式有许多变化，你必须选择最满足你需求的组合。例如，有些家庭医疗项目强调产科，而有的却将产科排除在外。有些项目的特点是在艾滋病领域的经验和培训，而另一些则几乎没有。

6.2 教学师资

住院医师接受的教学，以及他们与教师建立的良好关系与许多因素相关，包括教师/住院医师比例、项目背景、私人医师比例和项目规模等。大型项目不可能提供很多个人辅导，但好在你也会少被一些性格古怪的人摆布。当你参观一个项目时，要了解其在培训职员方面投入了多少师资，还要了解教学对项目整体的重要性。最后，确定项目是否建立了住院医师反馈/评估系统，并了解教师对这些反馈的负责情况。

6.3 研究和教学机会

对计划学术职业或附属专科培训的住院医师而言，研究和教学机会几乎是必需的，即使你不打算生活在学术的象牙塔内，这种机会也是理想的。当你评估项目中的研究机会时，要问自己以下问题：有没有成熟的研究人员指导住院医师？指定用于研究的时间是必修的还是选修的？项目在为研究争取补助、医院资助或内部资助方面是否成功？目前完成项目的住院医师们是否满意？或者有多少不满意的住院医师提到过缺乏机构财政支持？

7. 工作环境

在你考察住院医师培训项目时，别忘了调查工作环境。无论如何，你将要在带有他们特色的建筑群中投入大量时间。所以，不要忽略以下考虑。

7.1 工作与教育

许多项目剥削住院医师的“廉价劳动力”，但却不提供足够丰富的教育经验。住院医师培训确实是“在工作中学习”，但必须在服务和教育之间需求平衡。

7.2 患者人群/负荷

最佳的患者负荷应当既为你提供足够的临床经验，还能给你留出时间和精力阅读和参加教学会议。患者负荷通常与项目背景相关。在你的面试拜访中，可以询问平均患者普查信息和值班时住院患者的数量，还可以慎重地向住院医师询问他们对工作量的感觉。还有，要了解项目服务的人群中普遍的医疗问题是什么。例如，由于地处几条主要高速公路附近，一个矫形学项目可能会收到高于正常比例的外伤病例。你还应当努力了解患者人群的其他特性，例如种族/语言（是不是有一个大的西班牙语人群?）、社会经济状态（城市贫民?）和生活态度（典型的周六夜间急诊群?）请记住，最佳的培训环境也不一定与你将来的行医工作相匹配，但你必须知道如何最好地学习。

7.3 患者责任

住院医师培训的全部意义就是为你提供在没有指导情况下行医所需的经验和技能。所以在访问项目时，要了解主治医师是否允许住院医师“掌控局面”，或者相反，住院医师的重大决定是否需要获得批准。如果住院医师或实习医师需要帮助，后备支持是否是随叫随到的?

7.4 值班日程

由于专科、背景、培训年度和培训场所（一些项目有多个场所）的不同，值班日程会有很大变化。要找出那些可能剥夺你夜间睡眠的值班安排。实习医师在一年中经常会面对混合的值班日程，在夜班时你通常需要多少睡眠和值班后你还要工作到多晚与你值班的频次几乎同样重要。对许多专科，值班频次通常与培训年度相关。

与值班日程紧密相关的是你每周预期的工作小时数。由于执行了新的住院医师工作时间法规，住院医师在4周期间平均每周工作不得超过80小时，每七天应有一天休息，在每日值班之间和内部值班后应有10小时的休息，随时待命状态工作不应超过30小时。在面试时，向住院医师询问他们是否严格遵守80小时周工作时间要求是很重要的。最后，你必须决定你的心理界限和你将能容忍的工作负荷。

7.5 辅助支持

没有人是孤岛，你的团队在医治患者时也不是孤立的。良好的护理支持、咨询服务、采血、实验室、医院信息系统服务、运输服务和急诊医疗是顺利临床体验的关键。作为一个实习医师，你通常将被用作最后一人来填补辅助支持的任何空白。

7.6 团队精神

要评估团队精神，请相信你的直觉和观察的能力。住院医师们是“乐天派”吗？他们之间的是友好的还是竞争的？住院医师、教师、职员和管理者之间的关系如何？拜访项目时通过询问职员和辅助人员来寻找答案，安静地分而治之。从一个已经离开的住院医师那里获得诚实的回答要比从总住院医或项目主管那里得到信息容易得多。然后，对你在拜访期间的经历做出评估。

8. 薪资

住院医师的薪资太低，以至于工资很少成为中心话题。足够有意思的是，你的大部分工资支票来自于联邦政府，而不是项目本身，因此你可能要为不给你发工资的医院创造财富。别费心去计算每小时的工资，那只会让你更加沮丧。FREIDA上有薪资信息。在住院医师培训期间，你的收入会有所增长，但并不多。在比较薪资的时候，一定要考虑当地的生活成本（参见表6-2）。

这些较低的数字足够成为许多人兼职的理由。一旦你获得行医执照（通常是第一年之后），你通常能够在不同的工作环境中每小时挣20～120美元，包括急诊科、养老院和门诊诊所；为保险公司做身体检查；甚至是在监狱工作。一些项目实际上提供内部兼职机会，能够成为重要的收入补充来源。内部兼职通常也会计入你正常的值班日程，使你更方便地在住院医师培训期间兼职工作。另一方面，许多项目官方禁止或有效地阻止兼职，所以要在拜访时机智地提问，有些人（通常是已毕业的住院医师）会给你内幕消息。

表6-2 2014—2015年住院医师平均薪资（美元）

培训年度	全美	东北部	南部	中西部	西部
1	51 389	54 029	49 479	51 007	51 172
2	53 348	56 194	51 139	52 797	53 533
3	55 355	58 588	52 917	54 538	55 854
4	57 879	61 380	55 071	56 781	59 003
5	60 325	64 138	57 327	58 868	62 136
6	63 070	67 597	59 725	61 356	64 858

数据来源：AAMC

9. 福利

尽管每个人都会问工资，但别忘了问其他福利。虽然福利不应当成为将一个项目排序高位的理由，对福利低于正常水平的项目还是要认真考虑。许多项目提供医疗保险、牙医服务、处方药支付、雇员健康服务和心理咨询（表 6-3 和 6-4）。所以要货比三家，特别是如果你成家了的话。你还应注意某些项目的特定福利是要住院医师支付部分成本才能获得的。你不会愿意将自己微薄薪资的一部分花在其他项目免费提供的福利上。在评估保险时要问自己（1）保险覆盖了谁；（2）覆盖了什么；（3）要付出的代价是什么。

另外，还要询问医疗福利，要确认项目提供足够的生命、残疾和责任保险。在四年的医学院学习和数不清的花费之后，你和你的家人肯定不希望在你生病或碰到事故时无依无靠。

如果你打算在住院医师培训期间成家，认真阅读关于产假/陪产假的规则（表 6-5）。要查明是否有这一政策，或者政策是否因人而异。当然，目前的产假政策通常比陪产假政策更宽容。其他福利包括停车、住房、餐饮、假期、参会教育假、图书馆服务（如复印）和儿童护理等（表 6-6）。

表 6-3　住院医师培训项目提供医疗保险福利百分比

保险覆盖	全免费	部分免费	全免费＋更多选项	全自费	不提供
个人	32%	64%	3%	0.5%	0
个人＋配偶	19%	75%	2%	1%	0.5%
个人＋国内同伴	12%	58%	1.6%	1.6%	24%
个人＋子女	20%	75%	2%	1.6%	0
个人＋配偶＋子女	19%	75%	2%	1.6%	0
个人＋国内同伴＋子女	11%	56%	1.6%	1.6%	26%

数据来源：AMMC

表 6-4　住院医师培训项目提供可选医疗保险福利百分比

保险选项	包含在团体保险中	提供单独保险	不提供
视力	37%	61%	3%
处方药品	91%	9%	0
行为和精神健康	95%	4%	0.5%
物品滥用治疗	94%	3%	1.5%
牙医	21%	77%	1.5%

数据来源：AMMC

表 6-5　完全产假政策涉及的问题

产假和陪产假政策的差异
产前和产后允许的假期时间
产假算哪一类假期
产假是否带薪
是否有连续保险福利和缴付保费的规定
病假和休假时间是否随年限增加，是否可以提前使用
补工时间是否有工资
收养政策
是否允许安排住宿

数据来源：AMMC

表 6-6　住院医师培项目提供非医疗福利百分比

福　利	全免费	部分免费	全自费	不提供
住房费用	1%	5%	11%	81%
停车	55%	18%	19%	8%
工作餐	24.5%	28%	22.5%	24%
值班餐	72%	22%	3%	3%

数据来源：AMMC

三、如何组织项目信息

你知道要找什么信息，这很好。但现在，你需要组织和评估所有数据的能力。你已经从多个来源处获得了信息，这些来源有 FREIDA、你的顾问和申请项目的实习医师。在拜访项目时，你将会被更多的信息淹没。所有这些信息都应汇入你的指挥中心文件夹。另外，我们在第 7 节为你准备了一个住院医师培训项目评估表（表 7-3），能够使你方便地组织信息和客观地对项目做出评估。为你申请的每个项目制作一份评估表，在面试时带着这些评估表，记下你的笔记和印象。

所有信息都集中并组织好之后，还要记住项目可能发生变化，大多数情况是变坏。世界上所有的准备工作都无法预防你所匹配项目的主管突然中了彩票大奖并搬家到大溪地去了，或者项目的值班室被自然灾害洪水淹没。但是小小的幸运、厚脸皮和足够数量的患者会使你能够面对任何情况。

四、使用住院医师培训电子申请服务

MyERAS提供了一个当年所有有资格参与ERAS项目的列表，还包括联系信息。为提供信息起见，不参与ERAS的项目也包含在内，但不能被选择。申请者应联系这些项目获取他们的申请资料。

某些项目有不止一个申请者可以申请的项目通道。选择项目时要谨慎，ERAS基于所选项目的数量收费。在你用MyERAS选择项目前，一定要与项目进行联系，获取他们的要求、截止时间和其他信息。利用本节前面提到的外部资源指导你的决定，只基于MyERAS中的信息作出的选择对你的职业决策是不充分的。

第7节　面　　试

一旦完成 ERAS 申请，你就要为面试季做计划。面试的良好准备对建立最佳印象至关重要。疲惫不堪、杂乱无章、衣着不整或对旅行差错的焦虑都只能损害你成功匹配的机会。一般而言，为面试的准备开始于秋末，面试邀请在 10 月和 11 月收到，11 月中至下一年 2 月参加面试，跟进工作——第二次拜访、与项目主管的电子邮件或电话交流——将持续到 2 月底。

接到面试邀请时，你就可以松一口气了。你已经清除了匹配过程第一个主要障碍，你的一只脚已经进入了几个项目的大门。不过，现在你需要控制自己身体的其余部分进入大门。下面，要告诉你如何为面试做好准备，以便在你第一个面试日旗开得胜。

一、如何为面试做准备

1. 安排面试时间

如果你较早完成了 ERAS 申请，你就会较早地收到面试邀请。有些项目在收到院长信函之前就会邀请申请者面试，院长信函 11 月 1 日才会送达，而且不同的专科变化很大。对大多数专科，绝大多数邀请会在 11 月 1 日后发出。大多数项目有行政助理负责安排时间，一旦你被选中，他或她会发送电子邮件给你提供可选的面试日期列表，你在其中选择一个你方便的日期。

这时，你要坐在日历前选择几个可行的方案，以使你的面试旅行效率最高，同时避免面试安排过于拥挤。一旦接受邀请，你要尽早给项目的行政助理打电话或发电子邮件选择一个面试日期。这在竞争性较高的专科很重要。时间安排通常很快就会充满，你等的时间越长，越不可能获得你第一选择的面试日期。如果后来你发现理想的面试日期被更改了，可以尝试重新安排。对那些只有少量住院医师培训职位的专科，如整形外科，一个项目可能只有两个面试日期。所以，两个项目要在同一天面试并不少见，要求你从中选择一个参加。

许多项目主管会告诉你面试日期对面试结果没有什么影响。特定的项目，特别是那些只有少量申请者和住院医师培训职位的项目，只提供少数几个面试日期，会集中在面试季的早期或末期。其他项目会有许多面试日期，从传统面试季的 11 月中旬持续到来年 2 月的第一周。通常聪明人会愿意选择面试季的后一半时间，因为委员会成员在排序阶段还能比较好地回忆你面试时建立的良好印象，但最重要的是要妥善安排面试日期，以保证能够面试每个你感兴趣的项目，且能够完成任何要求的预定在 12 月和 1 月进行的医学生实习轮转。

要努力将地理位置靠近的面试安排在同一时段，以便你能够方便地开车到各个面试地，或者充分利用更便宜的地区交通系统。如果你要到某地参加一个面试，可以礼貌地请求位于该地方附近的另一个项目对你进行面试。解决这一问题的巧妙方式是给项目的行政助理发一个电子邮件，说明你要去他们所在的地区或城市，并请求他们告知你是否届时有机会进行面试。要问一下查病房和晨会是否是面试日活动的一部分，如果不是，问一问你是否可以参加。查病房和晨会是判断一个项目的风格和水准的简单有效的途径，因为你能够直接接触项目的教师和住院医师教育。对急诊科或麻醉科这样的专科而言，有机会在急诊室或手术室度过 1～2 个小时是考察住院医师能够接受的指导和教学以及患者在该医院能够接受的治疗的最佳方式。

面试过程比你想象的还要令人疲惫，不要将面试季安排得太过紧凑。许多项目在面试之前或之后的晚上会为申请者提供与住院医师一起参加的社交活动，给你的几个面试之间留下一定的间隔时间并相应地安排你的旅行，你能够尽可能参加这些社交活动。另外，两个面试之间最少要空出两天，你需要时间旅行、恢复精力，并消化上一个面试获得的信息。最有竞争性和你最理想的项目面试应当安排在你面试日程的中间，这样你就能够在丧失热情和能量之前达到你的巅峰状态。实际上，许多申请者在面试季末因失去热情和疲惫而取消面试。在取消之前，首先要重温一下当初选择该项目的原因，避免因为“面试疲劳”而拒绝参加排序表中排位很高的项目面试。不少学生面试的最后一个项目就是他们理想的匹配。

如果你决定不参加或无法参加一个约定好的面试，要尽可能提前通知该项目，以便他们安排其他人填补你留下的面试空缺。通常，提前两周通知你取消面试是比较适当的。坏消息在住院医师培训项目主管的小圈子中传得很快，你千万不要陷入其中。这将被认为非常不职业，不仅对你有不良影响，对你的医学院和校长也不好。紧急事件或旅行延迟偶有发生，在这种情况下，要立即给项目主管打电话为不能准时参加面试道歉，说明情况，并询问是否能够重新安排面试。

2. 模拟面试

在医学院度过四年之后，任何人都可能忘了如何应对面试。事先要做一些练习，并与你的导师或其他教师一起做一个模拟面试。进行模拟面试的最佳时间是 9 月或 10 月，在你完成专科选择和 ERAS 申请之后。当你踏上面试之路，你希望自己状态良好。真实的面试很费时，并要做认真努力的准备。要记住千万不要将真实的面试当做模拟练习，即使是你最不合意的项目。你不知道对一个项目的拜访会如何影响你的排序表，特别是不知道是否你最终会将一个低排位的选择提升到你“最想去”的列表之中。

在理想的情况，你应当与一位老资格面试者，而且在不同、但相关院系的教师进行模拟面试练习。例如，如果你对急诊科感兴趣，可以选择与一位外科或麻醉科的教师做模拟面试；或者你对内科感兴趣，可以选择与基础医疗或家庭医学的教师做模拟面试。

在你开始模拟面试之前，请参见本节后面的内容，让你的“面试者”用困难的问题演练一场逼真的面试。这种严格的环境会为你提供通过困难的面试所需的自信。对待模拟面试要像真实面试一样。一旦选定了“面试者”，给这个人发一份你的简历和REAS申请资料，以便他或她能够准备逼真、适当的问题。提前5～10分钟到场，穿上全套职业的面试服装，带上你将带到真实面试现场的资料夹。向教师的行政助理介绍你自己，礼貌地等候被引导进入面试房间。

模拟练习后，你的“面试者”应当对你在面试模拟中处理问题的轻松和自信程度、回答问题的质量、和你投射出的其他个性（例如：成熟性、思想性、智力和快速思考能力等）给出详细的反馈。特别重要的是你的“面试者”应当诚实坦率，针对你的表现和维持谈话的能力要给出建设性的批评意见。如果你希望从练习面试中挤出更多反馈，可以为模拟过程录音录像，然后与你的“面试者”共同审看。你要从“面试者”的角度评价自己。最后，不要让模拟面试者的负面反馈压垮自己。如果你有打断别人说话的坏毛病，最好现在能够认识到，并在走进真实面试房间的路上牢记在心。一切都完成之后，一两天之内一定要给你的模拟面试者发一封感谢信，对真实面试而言，这也要成为一种习惯。

3. 做好功课，准备踏上面试之路

真正面试前一周，要给项目主管打电话或发电子邮件确认面试的日期、时间和地点。有些项目可能会自动地给你发出确认信息。对你面试者的信息研究通常并不必要。最常见的情况是在面试当天早晨之前，你并不知道谁是你的面试者。研究项目本身是非常必要的，可以在项目网站上获得住院医师培训的基本信息，包括轮转、实习机会以及住院医师是否要求做研究等。要认真阅读这些资料，把网站上相关的内容打印下来，一定要记下头脑中想到的关于项目的问题和关注。面试者希望你了解他们的项目并提出问题，这显示出你对项目的真实兴趣。在为面试做准备时，你要把所获得想信息组织起来，把你收集的所有资料放在一个带标签的文件夹中，能够方便地携带去参加面试。当然，项目主管也有这些信息，加上你的申请资料，这是一个公平的游戏。随身携带这些资料，你能够在面试开始前快速重温，并随时增补。例如，如果你被问及是否有出版物，你就能够马上提供一份文章拷贝。不过，如果面试者没有要求，不要给他们任何文章或论文。

在为面试季做准备时，你要收集一套基本旅行用品，你可以提起打包并用于

所有的面试（表 7-1）。作为功课的一部分，你还要收集将要拜访城市的信息。了解当地的天气情况是很必要的，以了解是否要准备雨伞或踏雪靴。另外，在手机中准备好导航 APP，以便到达面试所在地使用。

表 7-1　面试旅行物品清单

面试服装和社交活动服装
住宿信息，包括宾馆预订或主人的姓名
导航 APP
天气相关的物品，包括雨伞、踏雪靴等

4. 面试服装

第一印象非常重要！在你微笑打招呼之前，你的面试者就开始评估他们所看到的了。要穿着适宜！在穿衣镜之前审视自己，给自己率直的反馈。你看起来职业吗？优雅吗？如果不是，你需要重新评价自己的服装选择。这肯定不是尝试一种鲜艳的新颜色、试验某种泼辣的时尚或打一个新的穿孔的时候。也可以试着问问身边其他人的意见。通过在模拟面试中穿上面试服装，你能够从一个老资格面试者那里获得真诚的反馈。还要记住查阅你要去部分城市的天气预报，并根据天气预报调整你的衣着。大多数面试都在秋季和冬季，所以要穿得暖和、舒服。不过，服装并不是唯一的因素，适当的修饰也是必要的。一般来讲，只要不是太不寻常或不合适，面试者不会对你的外观太过在意。不过，如果你的头发乱糟糟，衣服皱巴巴，指甲老长，胡子也没刮，或者老远就能闻到你的香水味道，他们一定会注意到。

许多项目提供咖啡、午餐，或全天提供小吃，可以在包中带一些薄荷糖，如果你担心餐后口中有味儿的话。不要嚼口香糖。要明智地挑选食物，不要选那些容易弄脏衣服的食品，否则整个下午你都会懊恼不已。

下面的内容是关于男士和女士优秀面试着装的具体提示。一定要牢记在心——目标是使你的衣着职业化，而且舒服，自信地走向面试。无论穿什么，永远要微笑！

只对男士：男士的服装比较明确，商务套装、领带和礼服鞋。对套装并没有一个“正确”的颜色标准，但在选择颜色时要考虑到你的皮鞋、领带和衬衫，颜色应搭配协调。套装最常见的颜色是黑色、深灰色和深蓝色，与黑色的皮鞋都是最佳搭配。深棕色套装要搭配深棕色皮鞋。说到皮鞋，上路前一定要擦亮！

选择领带时，要坚持古典、保守的风格。例如，带卡通人物的领带在你的儿科轮转中可能显得很有趣，带啤酒罐图案的领带可能很适合聚会，但沉稳或简单图案的领带最适合面试。

如果有疑问，就选择白衬衫。不过要记住，白衬衫是一个好的选择，但白袜子就不是了。要选择与你的裤子或皮鞋匹配或更深颜色的袜子。首饰是服装的另一个方面，腕表——最好是正装表——是可接受的，耳环和可见的身体穿孔是不可接受的。清淡的须后水也可接受。

面试季有两套服装就足够用了。如果没有被弄脏，每套服装可用于2～3次面试。在面试间隔期间，要将衣服干洗清洁。每次出发打包前，要认真检查是否存在污点、开线或脱落的纽扣等。

只对女士：女士的座右铭应当是“职业而简单”。这是显示服装质量的时刻，一套制作精良、裁剪合体的套装肯定是非常得体的。裙子和裤子套装都可以接受，但是要穿着舒服。如果裙子不舒服（特别是在冬天），裤子套装更好。如果选择传统裙子套装，要注意裙子长度要与你的身高匹配。裙子长度应当不短于膝盖，不长于膝盖之下5厘米。裙装要配长袜，最好选择接近你皮肤颜色的。一定要带备用的长袜，因为长袜通常会在你最不希望出问题的时候给你找麻烦。

你可能需要两套颜色稳重的套装，取决于你的面试次数和时间安排。羊毛和棉混纺的布料最适合旅行时穿着，很少褶皱。亚麻布料很容易褶皱，而且不暖和，所以最好不选。女士们一般都了解什么颜色最适合自己。在面试的路上，黑色、深蓝色和深灰色都很受欢迎，深绿色、深棕色或深紫色可以作为替换选择。

鞋子必须要舒服，因为大多数面试日都包含参观和步行去午餐等活动，与你的套装相配的低跟皮鞋既舒服，又显得职业。首饰要简单，珍珠耳环与套装很相配，根据你的衬衫可以选择珍珠或金属项链，再加上时装表和简单的戒指，一切都很得体。多个耳环和可见的身体穿孔都是不适当的。如果选择化妆，要为你的外表增色添彩。请记住，像香水一样，少即是好！

如果可能，就不要带手包。带一个能够放文件、纸笔、钥匙和梳子的皮包更好。

紧急情况：在面试季，行李可能偶尔会被航班遗失，鞋子也可能放错地方，或者可能发生了不可预见的事件。如果你碰巧发生这样的事情，要冷静下来，不要有太大的压力。项目主管和面试者能够意识到这种情况的发生，通常也很体谅。一旦得知自己的行李丢失，马上给项目的行政助理打电话，告知他们将会看到一个没有身穿职业服装的你。就像取消面试一样，提前打电话并礼貌地说明情况，你会显得很职业，并会从预期的雇主那里获得同情理解。

为了避免这些着装灾难，建议在乘飞机时使用手提行李。这不仅能够保证你所有的面试服装处于自己控制之下，还能使你更快地离开机场。另外，在旅行时，最好穿着一套能够用作备份的服装，以备你的行李或套装丢失。例如，男士可以选择身穿卡其布裤子、衬衫和深色皮鞋上飞机，而不要穿牛仔裤、T恤衫和拖鞋，这将确保在行李遗失的情况下至少你能够身穿商务便装参加面试。

二、准备面试

面试过程能够使你在项目主管和教师们的头脑中变得生动逼真起来。所以，如果你有很好的成绩和强力的推荐信，你很可能会在面试期间收到一种“光环效应”——你通常会被笼罩在对你有利的光线下。不过，如果你的成绩比他们希望的弱一些，面试者可能会允许你显示自己的个人素质并承诺会做得更好。

你不妨将面试日视为一个机会，用来强调你申请资料中某些特定的方面，以及你对项目的个人兴趣：

- 展示你对所选专科的投入热情。
- 展示你对所申请的特定项目的热情，并对项目的优势获得更深入的了解。
- 展示你所拥有的项目所看重的性格特征，例如努力工作、有耐力和团队合作。
- 提供你已获得良好培训的证明。

下面的建议适用于所有专科。不过，当你参加高竞争性职位的面试时，例如皮肤科和眼科，问题和面试过程会变得更加挑剔，因为项目主管要努力鉴别出杰出的学生。

1. 审阅所有项目信息

如果你要在几天内参加好几个项目面试，要确保不能将一个项目的信息与其他项目搞混。一个非常常见的面试问题——“你为何选择申请这个项目”——要求你对每个项目优势的了解。一定要提前准备好回答这一问题。对该问题的一个良好的回答可能是：极佳的临床体验多样性；项目附属于大学、退伍军人服务、社区或县医院；实习范围的广泛性；能够提供研究机会；国际合作机会；或者杰出的专科分部等。你将要拜访这个项目，了解并评估其优势和弱点，但要准备好在面试日之前展示你对项目的良好印象。你可以过后再对项目做出决定，但在面试期间要一直保持正面态度。

你还要保证熟悉项目的基本结构，包括住院医师培训的时间长度、住院医师人数，至少还要记得项目主管和行政助理的姓名。另外，你要使自己熟悉该项目的基本课程，包括项目附属医院的名称和类型。这些信息在网站上都有，尽管项目主管很可能会在面试中与你讨论这些信息，但最好在你到达前对项目有一个基本的了解。

2. 审阅你提交的所有信息

在面试中常见的问题是对自己的信息和个人陈述缺乏了解或理解。一定要熟悉你在申请信息中描述自己的每个细节。要把你的简历当做在面试中可能讨论话题的菜单。如果你的简历说你参与的研究结果已经发表，请准备好以优雅的方式讨论这一研究工作。如果你是一名内科兴趣组的成员，就准备好讲述该小组都做过什么。要查看你的简历、个人陈述、成绩单和你为面试所带来的项目文字介绍。如果你发表了一篇论文，最好准备好一份复印件，以备面试者可能会问及你的研究主题。

三、面试拜访中的典型事件

你拜访的每个项目对其面试日的安排可能各有不同，大多数面试日的格调还取决于竞争的状况。例如，许多基础医疗住院医师培训项目会利用他们的时间来吸引你，使你对自己的成功机会感觉良好。显然，一个刚刚能够匹配到足够数量申请者的项目不太会去冒险问一些患者管理的难题来讲申请者挡在门外。另一方面，神经外科或矫形外科的竞争性项目会以另一种方式设计面试日，目的是尽可能有效地将选出最佳的申请者。在所有面试活动期间，申请者必须在制造良好印象和在短时间内了解项目详情之间取得平衡。还要记住，对申请者的评估会在面试日的每一个事件进行，而不仅是在面试之中，所以对在面试日和社交活动中遇到的每一个人都保持礼貌、谦逊和热情。别忘了向你在面试日见到的对你有帮助的住院医师要联系方式，以便后面需要时能够提更多的问题。要了解是否欢迎再次拜访，这通常会加强良好的印象。所有专科面试日的常见活动至少如下：

1. 面试前社交活动

一些项目会在面试前一天晚上安排与住院医师共进晚餐。晚餐通常是随意的，但不同的项目也会有所不同。晚餐期间非正式的交谈和坦率地询问住院医师对项目的满意程度是适当的，但要牢记，你是要被这些住院医师评估的。这是一个大家都倾向于正面的时间，更客观的评估会在其后。话虽这么说，还要应用常识。远离过量的酒精，注意餐桌礼仪，不要点菜单中最贵的项目。这些活动可能是社交性的（只有住院医师参加），也可能是面试拜访的正式延伸（教师赞助的）。要事先了解清楚，并做好准备。还要努力了解着装要求。对某些活动，可以穿牛仔裤，对另一些，可能要求正装。着装要求通常会在你的面试邀请中说明，你也可以联系项目的行政助理，了解应该穿什么。社交活动通常是聆听住院医师谈话和提出挑战性问题的最佳机会。另外，这些活动通常会为申请者提供了解住院医师培训项目成员的最佳机会。

2. 介绍和指导

大型项目特别可能将被面试者集中在一起，由部门主任或项目主管讲话。这是了解项目整体基调和理念的时间。当部门主任显示出对招聘努力的兴趣时，可以考虑将其作为一个加分。部门主任控制着预算、师资和项目资源，有些会对住院医师更有兴趣。一般性指导会议通常是保持低姿态聆听的时间。项目主管会在这个时间讨论住院医师培训、课程、医院位置以及薪资与福利的基本信息。尽管这些信息在小册子中都有，在主管陈述期间准备好笔随时做一些笔记或提示肯定是无害的。通常，在这些陈述中强调的内容都是领导认为住院医师培训的主要特点，它们有助于你确定项目的重点和资源是否与你"匹配"。

3. 上午查房和会议

申请者通常会被要求参加晨会或其他会议，这又是一个极好的学习机会。这类会议的进行就像没有客人参加一样，你因此可以判断晨会作为学习体验的价值，看看教师与住院医师如何互动，并评估住院医师在重要互动中的精神状态。在极少的情况下，如果你得到适当的鼓励而且确实有话要说，你可以像作为一个学生参加自己的会议一样参与其中。不过，作为一般原则，低姿态是最佳的。在会议期间千万不能睡觉，项目主管和现场的住院医师会注意到的。

4. 参观

大多数项目会安排参观医院和你将在其中工作的主要区域。表 7-2 给出了通常参观的地方。如果有医院的某个部分你们不去参观，但你很感兴趣，可以要求在面试日的末段去参观。随着你度过面试季，每个医院可能看起来都差不多，你可以充分利用这个通常由一位住院医师带队的参观，将其作为一个向现场住院医师提问，并期望获得更坦率、更现实的答复的机会。

表 7-2　项目参观的地点

重点地方	可能看到的地方	附加的地方
病房（或急诊室，急诊科面试）	急诊室	周边城市
ICU	自助食堂	健身设施
手术间（外科）	图书馆/计算机设施	儿童看护设施
值班室或住院医师休息室		

5. 与住院医师或教师共进午餐

对那些错过面试前社交活动的申请者来说，午餐是一个认识住院医师和了解项目的好机会。注意餐桌礼仪，不要吃得太多，你肯定不想在下午的活动中遭受饭后崩溃。

四、面试过程

在针对住院医师选择的大多数研究中，面试被认为是影响住院医师做出选择的最重要因素。实际上，大多数学科的具体研究都将面试排在第一位，或者仅次于平均成绩的第二位。面试中申请者要展现的主要特征包括与项目的兼容性、清晰表达思想和目标的能力、团队合作的能力、成熟性和努力工作。还应注意，医学生们发现面试过程是他们项目选择决策中的极其重要的因素。“感觉现任的住院医师是快乐的”对学生而言是一个最重要的考虑，这一评估通常是在面试日中逐渐形成的。

在面试日，要争取提前10～15分钟到达。如果可能，在前一天晚上到面试地点踩点，以便不至于在第二天迷路或迟到。作为一个住院医师，严格守时是至关重要的，你肯定不想在面试日给住院医师留下坏印象。如果前一天晚上有社交活动，向到场的现任住院医师询问达到面试地点的最佳方式，他们会告诉你如何不迷路。如果你早上通常喝咖啡，不要喝太多（大多数项目提供早餐），不要使摄入的咖啡因过量，特别是你在倒时差的话。不要使自己在面试日紧张不安或发行自己要不断地上厕所。

你还要知道，项目很少试图将教师们的面试技巧标准化，或者甚至会问相似的问题。相反，面试通常相当非正规的。不过，大多数都会引用某种数量化评估，包括一个全面打分。

在面试日，一组申请者通常会集中在会议室，等候呼叫进入单独面试。这是向部门秘书或面试者的行政助理学习面试者姓名发音的好时候。面试常常会被拖后，记住这一点有助于减少焦虑，有经验的面试者了解这一倾向。见到你的面试者时，要介绍你自己，并坚定、自信地握手。记住微笑，自信、平衡地表现自己。被邀请进入办公室后，在面试者坐下或请你坐下之前，不要坐下。

在面试中，要与面试者保持恒定的目光接触。不要使你的目光或注意力涣散，特别是在面试者直接对你说话时。面试期间不要记笔记，过后再记。努力保持精力旺盛，即便这是你第十五个面试。缺乏热情是学生们最常犯的错误。许多学生抱怨最难的是那些与缺乏热情的教师的面试。实际上，这是学生们最大的挑战。全面回答问题，但不要闲聊。如果面试者想要了解特定主题的更多情况，他或她会提问的。清晰地讲话，并使用正确的语法。如果可能，要将面试者引导向你的强项，但不要压迫面试者或主导对话。绝不要看表，即便你知道面试已经超时了。面试结束时，要感谢面试者，再次握手，并优雅地离开。

五、常见的面试问题和正确的答案

尽管面试谈话可能涉及许多话题，但有一些特定的问题在很多专科都是相当普遍的。知道如何回答这些问题是一个好主意。这样做的时候，你会做更多准备，并感觉到自信，避免被问到这些问题时出现任何的惊慌失措。

1. 介绍一下你自己

这也许是住院医师面试中最常见、最普通的起始问题。你要利用这一机会告诉面试者你认为最重要的东西。这也是面试者了解什么能够使你兴奋、什么经历塑造了你的一种方式。不要简单地分享历史或者传记性数据，要聚焦于你的回答，要简洁，利用这一机会分享一些独特的信息，或扩展面试者已经了解的信息。回答这一问题的方式之一是简单地概述你最初进入医学院，然后申请你的专科，以及最终申请该特定机构的动机。通过这一方式，你能够强调你的几项优势或有趣的经历。例如，你可以提到你做过的激励你进入医学院的国际合作，你所从事过的启发你申请该专科的研究工作，或者引导你进入该领域的特殊有意义的患者互动。你可以用几个申请该机构和希望来到该地区的理由作为结束。

回答这一问题时的一个主要错误是漫谈。因为这是一个开放的问题，申请者可能会感觉不知所措，试图立刻回答太多的内容。相反，要从无穷的选项中选择一个简单的策略。面试者可能有兴趣了解一些在你的申请文件中没有提供的信息。作为选择，你可以利用你的回答将面试者重新引导到你的申请文件中一个重要的部分——告诉面试者你参与的一个有趣的活动，并将你在简历中所写的内容进行扩展。这是一个强调你在医学之外的兴趣，并分享你全面天性的好机会。

2. 你为什么选择这一领域

这是所有问题之母，你应该在面试季之前就准备好了回答。项目要努力寻找那些很可能完成住院医师培训的高度敬业的人来填补他们的职位空缺。之所以这样做，是因为他们知道如果一个住院医师决定他或她不再喜欢一个专科，找到一个第二年的人选填补该住院医师留下的空缺是相当困难的。因此，对许多项目主管而言，首先，也是最主要的是学生对专科的承诺和热情。项目主管特别关注那些在匹配中申请不止一个专科的学生。

由于这些原因，即便是选择很困难，这也不是表现优柔寡断的时间。相反，要思考你选择该专科的初始原因，给出该问题的答案。生活方式和薪资不应该是专科选择的好理由，但如果这正是你选择的因素之一，自己知道就行了。一个小城市的放射科医生可能每晚都要值班，而门诊的内科医生可能只要从早八点工作到下午五点。很少有急诊医生感觉选择了一个轻松生活方式的职业，尽管许多学生被告知的正相反。

尽管这个问题的正确答案主要在于个人，大家通常会把对特定类型的科学或服务的热情和在见习或实习中的正面经历加入其中。你可以分享你在该领域曾治疗过的有趣患者的故事，以及是谁启发你选择一个特定的专科。对一些人而言，选择可能是很个人化的，例如有一个家庭成员患有特殊的疾病，这使得你对相关医学领域产生兴趣。对一个领域的长期兴趣是使人放心的，比如物理学专业的选择放射肿瘤学，心理专业的选择精神病学，或者家庭医生长期工作在乡村地区。如果你已经完成了你专科内或相关领域的研究，这是一个强调你工作的完美时机，因为它既强调了你对专科的兴趣和专一，还能够将面试引导到你申请资料的一个主要方面。

3. 你为什么申请这个项目

尽管这个问题简单而又明白（很像“你为什么想要这份工作?”)，许多学生发现他们并没有准备好回答这一问题。当然，这是有原因的。一个学生可能申请了二十多个项目，或许他刚刚开始面试过程。选择一个项目的原因可能主要是地理因素，或者是作为一个备选方案。然而，这显然不是一个项目主管想听到的。相反，你必须热情地准备好去说明你所申请的项目是如何满足你的需求。为此，你要找出共同的理念和目标。不过，要做到这一点，你必须首先熟悉项目的优势。声明“我喜欢这个城市”、“我出生在这里”或“我家在这里”肯定是可以接受的，但这些回答还不够好，在你的回答中必须包含更多项目自身的具体信息。

回答这一问题是你必须在面试日之前做好功课的主要原因之一。要确保了解项目的课程和目标，以及项目任何独特之处，例如实习选项、附属医院类型或国际合作机会等。强调你认为项目独特有助于你满意地回答这一问题。

4. 你的优势和弱点是什么

优势容易描述，无论如何你是一个被医学院录取的精英学者，而且快要毕业了。所以，要准备好清晰地说明你为自己和你的工作感到自豪的成长之路。如果你不太确定你的优势何在，试着请你的朋友或同学描述他们所感受的你的优势。有时，其他人的观点是有益的。

不过，一个可能的陷阱是滔滔不绝地列出一大堆你的优秀才能。这显得有些夸口，而且陈腐。相反地，要努力在提出一项才能的同时给出一个展现才能的例子。例如，你可能会声明自己有组织性，而且工作努力，然后就要描述一个你策划的需要很多组织能力和努力工作的事件或实验。或者你说自己性格外向，容易与患者建立联系，然后就要叙述一个你与一个患者和他或她的家庭之间有意义的经历。

讲述自己的弱点是有点儿棘手。这需要一次心灵探索，在试图回答这一问题前或许可以请几个好友，听听他们的看法。一定要诚实。不过，并不需要公开那些你认为会妨害你的工作前景的性格，面试者并不期待这些。该问题旨在了解你如何回答困难的问题，对你的个性获得一些感受，而不是要了解更多实际的新信息。声明根本没有察觉的自己有任何弱点是虚假和自大的。回答这一问题的好办法之一是给出一个带有正面意义的弱点。例如，我有时工作太努力或在医院的时间太多，不能很好地平衡工作和生活。或者说我是一个完美主义者，有时会陷入细节，需要回过头来提醒自己注意大局。不过，这些回答通常显得老套浅薄。要准备好一个例子，以备他们要求你详细说明。

另一个选项是提出一个你已经或正在努力克服的弱点。下面是一些大多数人，包括你的面试者可能涉及的事项：

- 我喜欢花时间与患者交流，这意味着有时要用很长时间做病历和身体检查。不过，通过观察一些很好的榜样，我正在学习如何更有效和更简洁，同时还能够与患者建立紧密联系。
- 特别忙的时候我有时会忘事儿，所以我用手机跟踪我的待办事项列表，到哪儿都带着它。这确实帮助我处理好任务的优先次序，而且做事更有效了。
- 参加上午查房时，我有时会紧张。为了克服这一弱点，我已经开始事先在大脑中过一遍我的陈述，记住需要交流的要点。结果，我已经学会如何保持井井有条，并建立了更多的自信。

最重要的是，不要真的使用上面的例子，即便你真是那样。要像在申请和面试过程的其他部分一样，你必须完全诚实和坦率。这是匹配过程，第一目标是获得你感兴趣专科的住院医师培训职位，被一个很好地适合你个性的住院医师培训项目录取是至关重要的。

5. 10 年以后，你会如何看待自己

鉴于这通常是面试时第一个被提出的问题之一，学生们要准备好在职业目标和其他兴趣两个方面讨论这一问题。例如，“尽管随着我在住院医师培训中获得更多的经验，我的兴趣可能会改变，目前我希望在住院医师培训后进入心内科资深培训，并用一部分时间参与住院医师和资深培训教学。”或者“在儿科住院医师培训后，我希望做内分泌科资深培训，并最终在一个落后的地区工作。”如果你的长期计划尚未确定，最好尽可能说明。你可以一般性地说明希望在什么类型的临床环境工作，是否愿意附属于一个教学性医院或住院医师培训项目，或者强调你对特定住院医师培训是开放的，并可能基于必须的或可选的轮转选择一个资深培训。

面试者有时会利用这个问题来了解申请者的兴趣和志愿，这也可以用来了解申请者对专科的理解。例如，通过对这一问题的回答，可能判断申请者是否了解在专科内有什么资深培训，或者是否了解一个主治医师的生活是什么样子。这是将面试者的注意力再次聚焦于你的申请材料上的好机会。如果你在个人陈述中某种程度地回答了这一问题，你可以重复并展开你的评论。如果你希望有一天像一个教师那样工作，你可以将面试者的注意力引导向你的工作，并强调你对学习医学的兴趣。

6. 你在住院医师培训中希望获得什么

像“你为什么申请这个项目”问题一样，住院医师培训项目主管提出这个问题，是因为他们想要找到在他们的项目中能得到快乐的学生。寻求确保得到最高质量的教学、患者治疗和住院医师，你会赢得尊敬。过分地关心薪资和工作时间会显得不是很积极。如果你申请基础医疗领域，你也会希望项目拥有大量连续性门诊。如果你要进入外科领域，你应当关心组合病例。你还可能希望项目关于住院医师寻找理想的资深培训或主治医师职位的良好记录。良好的士气对一个成功的住院医师培训项目也很关键，所以找到一个住院医师感到快乐的项目是重要的。

六、其他可能的面试话题

1. 描述一个有趣的病例

要求学生提出或讨论病例的情况并不多见，因为大多数教师认为这样的问题会使学生感觉不舒服，损害学生与面试者之间的良好关系。而且，在平时成绩、USMLE 成绩和其他数据都可用的时候，基于一个病例来测试医学知识并没有太大的意义。尽管如此，你还是有可能被要求提出一个在你的教育过程中有重要意义的病例，所以一定要准备一个。陈述技能对特定的专科特别重要，例如急诊或外科，必须在短时间内讨论多个患者。你应当能够用简洁的几句话提供患者的初步报告、过去的病史和体检结果。

在医学院教学中，有些提交给学生的病例的是为了测试接待患者的基本方法。如果你被要求讨论一种你不熟悉的特定疾病或治疗模式，不要惊慌，要花点儿时间思考病例所提出的问题。像大部分医学科学一样，对一个病例讨论并不一定存在一个正确的答案。相反，重要的是你能够说明你接待患者的方法，并使用循证医学知识证明你的推理。

2. 讨论医疗保健政策

尽管我们发现这一话题在学生面试中并不常见，了解医疗保健服务提供者目前面临的挑战还是很重要的。

部门主管和住院医师培训项目主管可能会关心医学教育，特别关注他们感兴趣专科的医学教育未来将会发生什么变化。他们会关注教师如何能够在挣得自己的工资的同时，还能有时间从事教学和研究工作。他们愿意提供贫困医疗，但也承认学术医疗中心不可能医治所有缺乏医疗保险的患者。他们还可能希望寻求医疗事故处理改革，等等。要配合一下，但对这些话题的讨论不能太政治化。一般而言，你可以期望面试者远离那些需要你显示党派倾向或试探你政治背景的话题。如果你感觉一个话题过于两极化，可以采取明智的方式来说明争论双方的意见，以及你对各方推论的理解。如果你对该话题感觉很愉快、很在行，你可以选择表明立场，但一定要清楚并理解并不是所有人都同意你的看法。

面试者有时会有兴趣了解你如何面对挑战，以及你使用什么技巧解决问题。在第三学年，你不可避免地要与一些难缠的患者打交道，或被分配到不太活跃的团队工作。这些都是回答该问题的完美事例。面试者可能没兴趣了解挑战性局面的细节或听你抱怨所遇到的困难，相反，他们更有兴趣听到你对局面的简短总结和你克服困难所做的工作。例如，如果你曾与表现有觅药行为的患者打交道，要聚焦于你有能力治疗患者的痛苦，并同时与社会工作者共同帮助患者讨论成瘾问题。

面试者会愿意知道你对医院和门诊环境的资源有所了解。他们想要了解你在这些情况下如何处理局面，以及你所拥有的团队合作技能。要聚焦于具体的事例，而不要一般性概述。要描述局面最终向好的方向发展和你能够带领你的团队真正改善局面。

4. 你还申请了什么其他项目

当项目主管或其他面试者询问他们申请了什么其他项目时，申请者有一种被抛弃感。其实，这个问题大都是被作为一般性话题提出的，是作为一种了解申请者的方式，或者是作为一种了解申请者对什么类型的项目感兴趣的评估方式。主管并不是为了了解能够找哪些项目去说你的闲话，而且面试者也不应强调其他项目的负面信息。如果真发生这样不好的情况，你应当谨慎行事。

你应当愉快诚实地回答这一问题，并可以选择回答项目的名称，或者模糊地回答你所申请项目的地理位置。有时，该问题能够成为说明你希望从项目中获得什么收获的一个延续。通过给出你申请项目的类型，你可以将面试指引到你申请的主题——或许是所有包含研究机会的项目，或者是所有与县医院有联系的项目——这使得你能够强调你正在面试的项目的哪些方面特别吸引你。不过，不要利用这一机会过多地贬低其他项目。相反，你要强调你正在拜访项目的优点。

5. 讨论你申请材料中的一些问题（如特定课程中的困难、轮转、考试）

项目主管或教师很少会提出你申请资料中的具体问题。如果真发生这样的情况，你要冷静，并将其作为一个清楚说明的机会。你的第一反应可能是变得情绪化，或者过分辩解。相反地，你不应当将这个问题个人化，应该努力承担你申请材料中任何具体问题的全部责任。说明当时具体的困难情况（例如家庭成员患病），并声明你已经学会再发生类似情况时如何处理。

除了上面详述的共同性问题以外，下面是一个从住院医师培训主管、部门主管和一些其他领域的面试者搜集的问题列表。有些很坦率，有些比较隐晦，还有一些需要思考，最好是事先想好。

- 描述一个与你有特殊意义互动的患者
- 你的第一份工作或最有趣的工作是什么？
- 你在医院外最喜爱的活动是什么？或者你喜欢玩什么？
- 你与所有年龄的患者一起都感觉愉快吗？
- 你的领导风格是什么？
- 在做排序表时你会考虑什么？
- 如果不能进入这个专科，你怎么办？
- 如果这个医学领域不存在，你将如何选择职业？
- 你喜欢在压力下工作吗？
- 你选择的最后一个专科是什么？为什么？
- 你会选择什么样的个人主题歌？
- 10 年内对你最重要的是什么？
- 你与其他申请者的区别是什么？
- 在生命的尽头，对自己和自己的生活你希望能说什么？
- 你认为医学中一个重要的悬而未决的问题是什么？你如何设计一个研究项目去解决它？
- 你希望谈些什么？

还有一些网站和在线资源包含一般性面试问题、提示与技巧以及如何回答“硬碰硬”问题的例子。许多资源并不适合于住院医师培训面试或者医学领域，但通常会有一些有益的一般性原则和通用问题的答案。最大的数据库是 Answers. com 和 wiki. answers. com/Q/FAQ/1869。不过请记住，这些公共网站会包含一些未经确认的信息，对待那些答案要有所保留。

学生医生网站 www. studentdoctor. net/category/medical/interview-secrets/ 也有一些关于一般面试问题和陷阱的有用信息，这个资源更适合住院医师培训匹配。

七、不合法的问题

在招聘筛选中被认为不合法的问题是那些与种族、性别、体型、婚姻状况、家庭计划或身体残疾相关的问题。如果你被问到任何一个不合法的问题，不必去辩解。许多教师是面试新手，可能没有意识到他们的问题不合适。

在回答不合法问题时，你可以选择：

1. 回答，这是最安全的办法

你可以清晰，也可以含糊地回答。例如，如果被问到成家的计划，你可以回答："在完成住院医师培训之前，我不打算成家。"或者回答："目前我的学业是最重要的。"

2. 绕开问题

你可以通过回答："这是一个有趣的问题，但我实在还没有考虑过"或者"在回答这个问题前我还要认真思考一下"来绕过这一问题。

3. 拒绝回答

你可以提醒面试者他或她的问题不合法，并礼貌地拒绝评论。这是一个风险较高的策略。

如果你发现自己因为一个明显或过分的"不合法问题"而感到不舒服，并认为它可能对选择过程的全面评估产生影响，可以在面试后与项目主管讨论这一情况。一定要记住面试者的姓名和使你不舒服的具体情况。尽管就这种事件接近你可能的雇主通常是比较困难的，但程序对所有人都应当是公平的。在面试日结束或面试休息期间，可以礼貌地请求行政助理告知项目主管。或者可以在面试日之后给项目主管打电话——最好是在一两天后你确实觉得你的表现受到了影响。

八、面试陷阱

鉴于你在项目面试中投入的所有时间、费用和"肾上腺素"，你一定不希望一个考虑不周的回答或评论损害你的成功机会。申请者在面试中经常出现的问题如下：

- 低估第一印象的重要性。在你张嘴回答问题之前，就已经向面试者发出了信息。适当的外貌、自信的体态、一个微笑和坚定的握手是很关键的。你可能紧张，但别表现出来。
- 慌不择言。如果你被一个难题搞得措手不及，可以在回答前停下来思考一会儿。面试中的沉默可能会感觉很长和为难，但花点儿时间思考的回报可能是流畅的答案。
- 漫无边际。面试者可能听够了医学生结构不佳的陈述，所以要努力聚焦你的回答。如果漫无边际地说话是你一个神经质的习惯，随着你获得经验和熟悉面试过程，问题会逐渐消散。如果不是这样，你应当有意识地努力提高改善，完整且聚焦地回答问题。你可以找几个要好的同学训练，有助于你克服这一倾向。
- 根本不了解项目。没有人指望你彻底了解项目，但你至少应当了解每个项目的基本情况。面试者不想将分配给你的面试时间浪费在重温他们的印刷资料已经提供的信息上。

- 聚焦于项目的弱点。你面试一个项目与他们面试你同等重要，这在理念上是正确的。但还是现实一点吧，不要使面试者将精力集中在为项目的弱点做辩解。如果这些问题对你至关重要，可以向住院医师询问，或者以友好、非对抗的方式来提问。
- 不一致/逃避性的回答。与你在申请资料中所写不一致的答案会使面试者产生警觉，不完整的答案也会产生这种作用。要强调你的优点，与面试者共享你在临床和学术上的兴趣。同时，不要夸张、撒谎或扭曲事实。面试者希望申请者公开、诚实。
- 显示异常的个性。面试者正在试图将你描绘为一个每天都要互动合作的年轻同事。所以，如果你飞扬跋扈、难以合作或者性情暴躁，将会伤害你被选择的机会，即使你的成绩优秀。
- 对其他项目贬低性的评论。对于其他项目或你的学校的负面评论（特别是多余的或没有证据支持的）会被认为是欠考虑的，并会对你产生坏的影响。面试者不知道你下一站会对他们的项目说什么坏话。你还应牢记学术圈是很紧密的，面试者可能在你刚才否定的项目中有同事或朋友。
- 与行政人员或现任住院医师互动不好。对行政人员无礼或缺乏考虑会被传达到住院医师培训选择委员会，结果对你可能是一个打击。在整个面试日的所有互动交流中，要保持最佳的行为举止。重要的是对每个人有礼貌，而不只是对面试者。
- 没有演练答案。如本节前面讨论的那样，一些面试问题相当常见，你要在面试日之前练习好正确的答案。通过参加模拟面试（与你的指导老师交谈）能够避免犯错。不过，要尝试小小地改变一下答案的结构，不要给人排练的印象。
- 没有说明自己关键资质。在开始面试之前，你要准备好一份在面试过程中要强调的要点列表。你无法完全控制在面试中会被问到什么问题，但事先要知道你应当传达什么信息，并将这些信息加入到你的回答之中。
- 思想开小差。现在是集中精力并表现出良好的倾听技能的时候。如果你为面试做了足够的准备，你不必在面试中讲话时思考如何回答问题。要将注意力集中在面试中的讲话上，避免不能正确处理问题的尴尬。
- 过于简短。要避免漫无边际，但也不能对面试者的问题简单地回答“是”或“否”。要不断强调你作为申请者的优点。有疑问的时候，你总是可以将面试者引导到你申请资料中的某些方面，无论是一项活动、研究或者你的个人陈述。
- 乱说话。面试中暂短的沉默是没有问题的。如果你回答完一个问题，然后就面对茫然的眼神，一定不要慌。面试者可能正在心里做记录，或者思考下面问你什么，或者他或她可能想让你神经紧张。不要试图改变你的答案或说些傻话。

- 过分拘谨。礼貌和正规是重要的，但不应拒绝与面试者建立联系。不要过于拘泥于职业化，使你看起来拘谨和难以接近。放松一点，享受与面试者的相互了解。
- 面无表情。愿意出来做面试的人是因为对他们的项目和专科感到兴奋，他们在寻找与他们分享相同热情的申请者。如果你在倒时差、心情不好或者还没睡醒，赶快把这些抛到九霄云外，尽量表现成一个愿意与他们共事的栩栩如生、精力充沛的人。
- 缺乏自信。如果你去面试，你就已经跨过了被认为可接受的关卡。不要让面试日的压力或竞争击败你。提醒自己已经前进了很多，要继续努力。体现风度可不仅仅是讲话自信，还要记住非语言的暗示，要站直、微笑、坚定地握手，保持目光接触，不要坐立不安。
- 缺乏兴趣。即使所有的问题你都回答上百次了，当面试者问你有任何问题时都不要说没有。从不同的角度了解项目的方方面面总是有益的，不要提出会使面试者认为你对项目不太感兴趣的问题。你可以稍微改变一下局面，使面试者提出类似“是什么是你选择这个领域/项目/城市？”这样的问题。
- 草草收场。面试的结尾应当是开始的镜像。目光接触、微笑和坚定的握手，感谢他或她的面试时间，能够加强你在面试中建立的良好印象，使你面试的终点成为值得纪念的时刻。

九、我应该问面试者什么

到了面试的中间或结尾阶段，面试中不可避免地会问你“有什么问题吗？”随着面试季的度过，你将会对这一重复性的问题感到厌烦。不过，对你参加的每一次面试，都要事先准备好至少一两个显示你感兴趣的问题，只要它们适合面试者和项目就行。面试你的教师们对更为理性和宽泛的问题能够应对自如。

一个理想的问题应当是面试者喜欢回答的问题，能够对面试产生一个正面的影响。要记住你仍然是那个要被观察和评估的一方，不要反复强调项目的弱点。还要避免询问薪资、福利、假期、值班安排和项目运作的日常方面，项目主管应该在面试日的陈述部分已经回答了这些问题。这些问题还可以问住院医师，要保持你的问题友好、温和。

适用于向教师面试者提出的问题如下：

- 你们的住院医师毕业后会去哪儿？
- 你们有改进住院医师培训和轮转评估的程序吗？你预计住院医师培训项目会有什么变化吗？
- 你们做过毕业生调查吗？他们怎么说？

- 有什么研究机会吗？研究有资助吗？教师能提供什么类型的指导支持？
- 你认为部门主管（项目主管）在将项目指引到什么方向？你认为他或她在住院医师培训期间会保持在现在的岗位不变吗？
- 有什么机会参加地区和全国的会议和研讨会吗？
- 住院医师参加委员会认证考试的成绩如何？
- 去年的住院医师培训怎么样？项目提供实习时间以及资深培训和出国工作机会吗？
- 有没有与专科的商业和法律方面相关的培训？
- 教师们支持住院医师吗？住院医师培训中有没有正式的辅导项目？
- 是什么吸引你成为这个项目的教师？你在这里的时间中看到什么变化吗？

十、我应当问住院医师什么问题

我们汇集了一个在拜访项目时你可以向住院医师提出的问题清单。大多数这些问题都与住院医师培训的日常运作有关。不过，也有一些问题比较敏感，向你遇到的住院医师提出可能会使对方感觉不愉快。在面试日的社交活动、与住院医师共进午餐或者参观期间询问这些问题比较合适。鉴于你提出的任何问题都可能反馈到选择委员会，一定要谨慎行事，特别是涉及过分敏感的话题。

1. 一般性问题

- 住院医师们快乐吗？他们喜欢项目的哪些特点？不喜欢什么？
- 住院医师们会再次选择相同的项目吗？

2. 地点问题

- 项目是在这个城市比较安全的位置吗？如果不是，保安系统怎么样？
- 住院医师在这里喜欢玩什么？
- 这个地方有什么具体的优点（例如：不一般的患者人群、文化特色、气候、低生活成本）？
- 住院医师如何来医院上班？城市中有公共交通系统吗？
- 大多数住院医师住在哪里？他们租房或买房住吗？

3. 声誉问题

- 项目的毕业生找工作时有问题吗？
- 住院医师要获得专科资深培训难度大吗？

4. 教育问题

- 项目是全面认证的吗？多长时间了？

- 如何评估住院医师？谁来做评估？
- 是否有组织良好的课程？重点是什么？
- 每周有几个会议？会议重点是实用知识还是最新研究？
- 主治医师素质怎么样？他们的职责是什么？他们相处得好吗？
- 教师们关心住院医师的教学和福利吗？
- 主治医师有多少私人时间？
- 病房里有医学生吗？他们代表哪所学校？住院医师对学生有教学责任吗？
- 这里有研究机会吗？有研究辅导教师吗？

5. 工作环境问题

- 患者负荷有多大？
- 典型的接诊量是多少？
- 每个住院医师要处理的病例有多少？
- 病例的多样性足够大吗？
- 住院医师有多大的自主权应对患者？
- 患者人群是什么样的？种族/语言情况？社会经济状态？
- 患者出院后有社区护理吗？
- 门诊体验的程度和质量怎么样？
- 护理支持怎么样？咨询服务怎么样？放射科、病理科和急诊科服务怎么样？
- 住院医师要做多少“杂活”？有抽血/静脉注射团队吗？
- 典型的值班安排是什么样的？
- 不同服务项目的工作环境有什么变化？不同医院的工作环境怎么样？
- 夜间值班很忙吗？通常有多少睡觉时间？
- 住院医师随叫随到吗？夜间能呼叫他们吗？
- 值班时有后备支援吗？是否有夜间浮动系统？
- 每周工作多少小时？住院医师会超过 80 小时工作时间吗？
- 每周有多少时间休息？
- 在住院医师生病或有家庭急诊时，是否有公平的备份或“危急”系统？这个系统常被使用吗？

6. 薪资问题

- 实习医生起薪是多少？第二年的住院医师薪资是多少？
- 这个地区的生活成本有多少？
- 允许兼职吗？如果允许，在这里如何找到兼职？

7. 福利问题

- 有健康福利吗（例如：医疗保险、牙医保险、视力保险）？覆盖配偶吗？

- 产假/陪产假政策是什么?
- 有生命保险吗? 残疾保险?
- 提供停车位吗? 有住房补贴吗? 休假制度安排是什么样的?
- 如果有机会，你也可以与你拜访项目中的四年级医学生交流。他们能够提供对机构和地区额外信息。

十一、向部门主管和项目主管提出的问题

部门主管一般会将住院医师培训视为要务列表中的一项。他们还负责全面预算，他们的慷慨大方决定着住院医师是出去参加会议还是待在家里，决定是否能够基于资助情况而外出实习，或者决定是否能够为住院医师研究项目提供启动资金。相似地，这些主管还了解项目会发生什么迫切的变化，或者项目是要扩大还是缩小。他们还负责协助招聘最佳可能的教师。关于这些事项的问题——例如，是否招聘补充的教师或住院医师被鼓励参加研究——将给部门主管一个机会来讨论他或她在住院医师培训项目中的作用。

住院医师培训项目主管是面试你的最重要的人，因此确定他或她是否真正关心住院医师是至关重要的。如果项目主管在面试中没有对你表现出良好的个人素质，到你来此工作时的情况可能会更坏。要向项目主管询问将来的计划、课程调整的想法、毕业生质量评估和委员会认证准备的情况。

十二、结束面试日

如果你对项目很认真，并希望了解更多的信息，可以询问部门秘书或住院医师，还可以找一两个与你建立良好关系的住院医师要他们的联系方式。如果需要额外信息或者建议，这可能会有所帮助。你还可以询问项目是否允许或推荐第二次拜访。第二次拜访允许你有更多的时间，参观门诊、会议和周围环境，还能给你提供确认或修改你对项目初始印象的机会。不过，第二次拜访不是强制性的，只有在你真正想要了解更多信息的情况下才有必要。许多机构不鼓励这样，因为这需要做许多安排工作。再有，第二次拜访对你的项目排序没有任何关系。

要趁着你对每个项目的印象鲜明清楚时记录下来。在你拜访四五个项目之后，细节就可能模糊了。为了帮你记住你发现的情况和印象，在面试日结束时尽快记下你所有的想法。

在面试期间，还要评估一下你自己的表现。如果你被一个问题搞得措手不及，要琢磨一下如何更好地回答。如果有任何难点，请重温“面试陷阱”一节，采取措施确保下一个项目的面试表现更好。

十三、住院医师培训项目评估

结束面试后，你的重要工作任务已经完成。剩下的工作是评估你收集的信息，并利用这些信息建立你的排序表。在完成你预订的面试后，你可能发现仍未找到你想要的项目，并认为你最好再了解更多的项目。如果你感觉必须这样做，也不必沮丧。现在多跑腿总比以后疑虑重重要好。表 7-3 是一个项目评估工作表，你可以使用本进度表对你感兴趣的住院医师培训项目进行评估。

对项目的评估完成之后，下一步就要安排时间为你拜访过的项目进行排序。你可能要将笔记放在一边，给自己一些时间认真思考。可以与你的导师、朋友和家人讨论你的推论，但要牢记作最终决定的是你自己。

表 7-3　住院医师培训项目评估表

住院医师培训项目＿＿＿＿＿＿＿＿＿＿＿＿＿＿＿＿＿＿＿＿＿＿＿＿＿＿＿＿＿

评分：1，差；2，一般；3，尚可；4，良好；5，很好

根据你的需求，为住院医师培训项目的以下因素评分：

特　征	评　分	注　解
教育		
项目理念		
认证		
全面课程		
轮转/选修		
查房（教育性/工作性）		
会议		
患者数量与多样性		
医院图书馆		
住院医师评估		
毕业生委员会认证		
主治医师/师资		
全职和兼职数量		
研究/教学机会		
临床/教学技能		
可用性/可接近性		

续表

特 征	评 分	注 解
门诊临床教师		
附属专科		
患者商议/教育方面的指导		
医院		
社区或大学医院		
在职医师对项目的支持		
咨询服务的可获得性		
其他住院医师培训项目		
患者类型		
医院职员（护理、实验室、病理等）		
在职住院医师		
每年人数		
来自哪些医学院		
个性		
可靠性		
诚实		
合作/共处		
兼容/共事		
工作量		
每名住院医的平均患者人数（轮转，门诊）		
监管——高级住院医，主治医师		
值班安排		
查房		
教学/会议责任		
“粗”活儿		
会议时间		
临床责任		
福利		

续表

特征	评分	注解
工资		
职业会费		
餐饮		
保险（医疗失当、健康等）		
休假		
产假/陪产假/病假		
外部会议/图书		
兼职许可		
周边社区		
规模与类型（城区/郊区/郊外）		
地理位置		
气候与天气		
环境质量		
社会经济/种族/宗教多元化		
安全性（远离犯罪）		
生活成本（住房/食品/水电气等）		
住房（可获得性与质量）		
经济（产业/增长/衰退）		
（配偶的）工作机会		
托儿所与公共学校系统		
文化（音乐/戏剧/艺术/电影）		
娱乐——餐饮/地区景点		
休闲——公园/运动/健身设施		
项目优点		
项目缺点		

十四、跟进信

写一封信感谢项目对你的热情接待，并表达你对项目的持续兴趣，除非你的面试者明确告诉你不要这样做。一般来讲，你可以给邀请你面试的项目主管写感谢信。这封信应该在面试后几天内写好并发出，这时大家还都对面试记忆犹新。一封真诚的感谢信有助于强化你给面试者留下的印象，免得被后续的面试冲淡了。信中可以提及你很喜欢与其中几位教师的面试交流，并询问项目主管还应当向谁表示感谢。如果你恰巧还与其他面试者有个人交流，也可以给他们写一封简短的感谢信。

要在感谢信中提及面试中讨论过的具体问题，以使你的感谢信更个人化。如果你近期接受了任何荣誉或奖励，用感谢信来更新你的申请资料是非常合适的。不要羞于说明你喜欢项目的原因并声明你会将该项目排在高位。

第8节　排序表及匹配日

一、如何为项目排序

在面试季尘埃落定之前，你还要面对一项更具挑战性的任务，那就是建立你的项目排序表（ROL）。排序表和匹配过程是一种最特殊的找工作方式，如果做好了，一切问题都会迎刃而解。不过，多年来很多聪明的申请者在为项目排序时都犯了一些令人后悔不已的错误。为了使大家清楚认识排序过程，我们提出两个建立排序表的绝对准则。

准则1：按申请项目对你的合意程度的次序排序。这个合意程度是你作为申请者考虑的住院医师培训优先次序和与你住院医师培训相关的单个项目实力的组合。由于在选择申请项目和后续的面试中你已经认真审查了所有你感兴趣的项目，现在要集中精力利用你从面试中获得的信息来决定每个项目的合意程度。

一般而言，大多数申请者能够根据合意程度将项目分为几个组：最优先匹配的、自己愿意去的、能够接受的和根本不愿意去的。一种方式是将每个项目的名称写在一张卡片上，然后将卡片分别放入上面说的几个分类之中。每个分类可能都有几个项目，下一步就是要在每个分类中确定哪个项目更合意。一旦完成了这些卡片的排序，你就建立了一个初步的排序表。

在尝试将项目分为几类并将一个项目排在另一个项目之上时，你要兼顾你所考虑项目的各项核心特性。要回头查阅你在面试季所做的笔记，回忆你在每个地方的直觉和与住院医师及教师们的互动交流状况。有些人可能只需要几分钟的回忆来固化“最佳”次序，另一些人在处理难分上下的排序决策时需要为项目列出一个优缺点清单。请记住，你的排序表不需要反映来自任何其他地方的“十佳项目”。你排序表的目标是与你最合意的项目匹配，而不是与你的同学、导师或相关媒体的排序优先选择匹配。

影响项目合意排序的因素包括：

- 地理位置、周边活动和相关的生活成本
- 项目结构——有没有额外的研究年度或实习机会
- 项目背景——学术性、私人机构或县医院
- 提供的项目课程或特定的培训体验

- 管理和师资，包括相关的研究机会
- 福利和薪资
- 配偶/伴侣的工作机会
- 对项目的全面感觉以及你是否适合该项目。这个因素通常被认为是最重要的。

理想情况下，你排序表底部的项目应当被用作备份——肯定能够匹配到的可接受项目。不要因为你认为进入的机会很低而将项目排在低位。匹配程序优先考虑申请者的选择，所以要按你希望加入的次序排列项目。不用试图“玩游戏”，并更多考虑项目把你排在什么位置，这可能使你失去进入更合意项目的机会。例如，如果你猜测你第三选择的项目肯定会在他们的排序表中把你排在最高位，然后你就把这个项目排在了第一位，你可能就失去了进入第一和第二选择项目的机会，如果他们把你排在高位的话。

请记住，申请者和项目的排序表都是保密的。你不必把你的排序表给任何人看，一旦匹配结束，它不会被任何人看见。这是可以好高骛远的时刻——不要看轻自己，但也要为意外做好准备。这一警告把我们带向第二准则。

准则 2：为所有可接受的项目排序。不要将任何你不想去的项目列入你的排序表，要记住你受协议的约束，必须到匹配到的项目去报道。只要项目在你的排序表上，你就等于告知 NRMP，一旦被匹配到那里，你就会到该项目参加培训。你没有义务将每个你拜访过的项目都加入排序表，不过你必须做出决定，是匹配到一个不太理想的项目，还是宁愿得不到匹配而去参加 SOAP 碰运气。后一个选项虽然很不理想，对那些像家庭医学和内科这样的在匹配日有很多未满员职位的专科还是可行的。随着你接近排序表的底部，对每个项目你都要问自己“我是希望加入这个项目，还是宁愿没有匹配而参加 SOAP?”如果答案是不，就不要为此项目排序。

实际的排序项目数量取决于几个因素，包括专科的竞争性、特定项目的竞争性和申请者的资质。在大多数情况下，问题并不是排序表上项目的实际数量，而是是否要在排序表中增加更多的项目以降低不被匹配的可能性。建议申请者和项目都要在排序表中加入所有可接受的选择。一个较长的排序表对你被匹配到高排位选择的机会没有影响。有趣的是，美国的四年级医学生匹配率持续最高，他们的排序表平均也最长。历年的数据显示，获得匹配申请者的排序表平均有 8 个项目，那些未获匹配申请者的排序表则只有一半左右数量的项目。尽管每年的数据略有变化，美国四年级医学生每年的匹配率在 94%左右。结论：在排序表中多加几个项目会增加你获得匹配的机会。

对那些申请类似整形外科和皮肤科这样极具竞争性领域的学生而言，过于严格遵守这两个准则可能会导致失败。某些专科的激烈竞争意味着除非你能在水中漫步，你很可能不能获得匹配。要为这样竞争性的匹配做好准备，必须考虑申请所选专科以外的培训职位。如无匹配是不能接受的，选择另一个领域的备份计划是明智的，无论是参加不同专科的 SOAP，还是选择一个预备或过渡年的培训，或是申请一年的博士后研究。

上面的两个准则并不能确保获得匹配，它们只能确保在你所能够利用的工具帮助下得到最佳的结果。如果你在收集信息时有困难，可以与你的家人、朋友或导师一起做排序表。表 8-1 给出了增加匹配机会一些方法。

表 8-1　增加匹配机会的方法

通过简历、个人陈述和良好的面试表现建立坚实的基础
现实地评估你和项目的竞争性
申请并面试足够多的项目
在排序表中添加所有你能够接受的项目
如果申请高竞争性专科，要做好备份计划

二、补充排序表

在申请者为毕业后第二年开始的高级培训职位排序时，他或她还要通过补充排序表（SROL）提交毕业后第一年项目（预备或过渡）的排序表。申请者可以提交多个补充排序表，以使毕业后第一年的优先选择适应高级培训的地点。对每一个高级职位，你都可以基于你的优先选择提交一个毕业后第一年职位的排序表。如果你没有匹配到一个高级职位，其对应的补充排序表就没用了。如果你没有得到补充排序表的匹配，你的高级职位匹配仍然有效。每个补充排序表最多可以免费提交 15 个项目。请访问 NRMP 网站了解如何在你的排序表上建立和链接补充排序表。

请记住，如果你在补充排序表中加入了一个项目，并被匹配到该项目，根据匹配协议你必须参加该项目。因此，还是要遵守关于排序表的两个准则——根据合意程度排列项目，并在排序表中添加所有能够接受的项目。大多数申请者根据两个因素在补充排序表中排列项目：项目风格/实力和地点。补充排序表的一个通用考虑是添加那些与你的医学院或高级职位处于同一地理位置的有实力的项目。

三、在匹配前与项目主管联系

项目通常会在面试后给候选者打电话或发跟进信，确认或试探他们对项目的兴趣。有些项目主管会给面试的每一位申请者打电话，其目的在于回答任何最后一刻的问题。这时，申请者和项目主管可能会表达对彼此的高度兴趣，并努力试图影响对方的优先选择决策。双方都应小心不要做出任何有关排序或其他要求的暗示性承诺。有时项目主管甚至会保证把你排在高位，但这种信息华而不实，不要相信它，更不要让它影响你的排序表。要记住你要基于合意程度，而不是基于他们声称要把你添加到他们的排序表上来排列项目。如果一个项目说会把你排在第一位，最多也就意味着你能得到不低于该项目的匹配。一些申请者相信直觉，并不幸地倾向于优先选择他们相信更愿意接受自己的项目。还有一些人让这些跟进信不适当地限制了排序表的长度。再一次强调，在排序表上要加上所有能够接受的项目！

有时，你会发现与项目主管在电话中的交谈有点儿别扭，特别是在你对项目的兴趣低于项目对你的兴趣时。无论什么情况，在与项目教师或管理人员说话时首先要诚实和得体。如果项目主管给你打电话表达他们的兴趣，要礼貌地感谢，并强调你对项目的喜爱之处。不要告诉说他或她的项目是你的首选，除非事实绝对如此。同时，也不要说项目是你的第七选择。简单地讨论一下项目的实力，提出你尚存的任何问题，并感谢项目主管或教师抽出时间给你打电话。记住，排序表是保密的，你没有任何义务向任何人泄露信息。

一旦你基本确定排序表，就可以对项目表达你的兴趣，只要不涉及任何讨价还价即可（例如表示你的排序表中只有这一个项目，或他们会把你排在高位）。匹配参与协议不必禁止任何一方透露排序表信息，但不允许向对方询问这种信息。在某些高竞争性领域，项目主管或部门主管会在面试之后、匹配日之前给申请者打电话询问项目的排位，这是违反匹配规则的。如果发生这种情况，你可以礼貌地告知对方正在考虑他们的项目，但不要做出任何确定的排序说明。在匹配后，你可以考虑将此事件汇报给 NRMP 或适当的专科委员会。

不过，与你排位第一的项目联系是个好主意。告诉你第一选择的项目说他们在你排序表的最高排位并不能保证匹配到该项目，不过对一个项目表示兴趣不会有任何损害，还可能影响项目对你参与他们的住院医师培训热情的认识。如果选择对你第一选择的项目告知你的兴趣，应当只对你真实排序表的第一位。告诉多个项目说你把他们排在第一位可能对你有害，项目主管们通常会相互交流，如果你的话传出去，你就会名誉扫地。

与项目联系的一个好方法是通过导师和院长。在某些领域，特别是像神经外科这样较小的领域，教师和项目主管彼此很熟。如果你的导师愿意，他或她可以与你感兴趣的项目联系，你应当礼貌地请求他或她向项目主管转达你对项目的兴趣。

有时，你在挑选了第一选择项目后可能会改变主意，完全没有问题，但如果你已经告知原定的项目，就有些麻烦了。因此，建议在你最终确定排序表之前不要告知你的第一选择项目，而且不要在早于排序表截止前一周（因为最后一刻的改变经常发生）。如果你在告知一个项目作为你的第一选择后改变了想法，最好礼貌地通知你的变更。

四、幕后交易

值得注意的是一些项目——特别是那些竞争性较低的专科——越来越多地使用“幕后交易”谈判来聘用国际医学毕业生。他们认为这些国际医学毕业生不像美国医学生那样挑剔，因而希望能够通过为他们提供匹配外交易从国外“锁定”优良的申请者。如果发现你处于这种情况，要认真考虑这种交易的得失。一方面可以得到美国有保证的住院医师培训职位，另一方面，你能获得 NRMP 匹配外的交易，说明其他项目也可能会认为你是一个同等理想的人选，通过匹配你可能会有更好的收获。

五、输入你的排序表

所有参与 NRMP 匹配专科的排序表必须通过互联网使用 NRMP 注册、排序和结果（R3）系统提交，R3 系统是独立于 ERAS 申请系统的。输入排序表的第一步是确认你已经正确地在 NRMP 注册并支付了相关的费用。NRMP 注册要在 11 月 30 日之前完成，以避免逾期费。一旦登录 R3 系统，你将要在你面试过的项目中指明你的优先选择，每个项目都有一个特定的项目编号。由于一些项目的名称很相似，在输入系统时要确认双击项目名称和编号，还有确保这些项目与你选择的项目完全一致。你也可以选择几个不同的专科类型（例如：内科、家庭医学、外科等）。如果你在排序表中加入了高级（毕业后第二年）职位，还希望确保一个第一年的职位，你还要提交补充排序表（参见上面补充排序表部分的内容）。请注意，在主排序表中多于 20 个项目和在补充排序表中多于 15 个项目是要额外收费的。

详细信息请访问 NRMP 网站，该网站还包括一个工作表 www. nrmp. org/res_match/special_part/us_seniors/order list. html，在向 R3 系统输入排序前，可以用它建立排序表。

申请有自己匹配专科，如泌尿科的申请者，必须给他们具体的匹配计划发送排序表，联系信息参见本书第一节。

在匹配中只有被确认的排序表才是有效的。在申请者完成输入排序表时，必须点击确认按钮，并输入 NRMP 密码确认。确认后的排序表可以更改，这为申请者提供了一个提前几天“试验”一个排序表，同时保留将来修改它的选项——只要在截止日之前。不过，一旦排序表被变更，必须再次确认，以便在匹配中有效。变更包括增加项目、减少项目和改变项目次序。申请者常犯的一个错误是变更后忘了确认排序表，如果发生这种情况，系统会缺省使用原来确认的排序表。还要注意，系统并不保留以前版本的排序表，所以屏幕上显示的排序表是在登录时记录在 NRMP 的唯一版本。

最终确定并提交排序表可能像在向一个人求婚。提交前你是绝对确定的，然后你可能会开始想“等会儿，我的选择正确吗?”你反省和动摇的经历会集中在前 2～3 个选择的次序上，它们应该都属于你的“理想匹配”分类。你可以与家人和朋友讨论这两三个项目的实力和弱点。美国的很多导师发现对排序表有疑问并在排序表提交截止前几天、甚至几小时变更排序表的学生，通常会做出轻率的决定，而且结果是后悔的。在压力下做出情绪化的决定是人的天性，有疑问时要回想当初建立排序表时采用的逻辑，跟着感觉走。最后时刻的变更，尽管当时觉得是对的，但可能不代表你的最佳利益。

一旦截止时间过去，通常是美国东部时间晚上 9 点，NRMP 不再接受任何排序表变更。因此，有必要在截止时间前输入并确认你的排序表。另外，如果在 R3 系统截止期间做变更，你将不会被允许完成操作，而且会被强迫断开与服务器的连接。如果在排序表提交截止时间前没有确认如何排序，你将不会参与匹配，因为 NRMP 的 R3 系统没有任何你希望参加的项目记录。

六、匹配日

1. 匹配算法如何运作

从 1998 年以来，NRMP 在其匹配计划中使用申请者提议算法。NRMP 匹配算法利用申请者和项目所提交排序表中表达的优先选择，将每个人置于各个职位。该过程起始于尝试将一个申请者置于其排序表中显示的最优先项目。如果该申请者不能被匹配到第一选择项目，其后将做出将其置于第二选择项目的尝试，一直进行下去，直至申请者获得暂时匹配，或者申请者的选择被耗尽。

如果申请者出现在项目的排序表中，而且属于下述两种情况之一，该申请者就被暂时匹配到该项目：

- 项目有一个未满员的职位。在此情况下，项目有空间在申请者和项目之间建立一个暂时匹配。
- 项目没有未满员的职位，但对项目而言该申请者比另一个已被暂时匹配到该项目的申请者更有吸引力。在此情况下，目前已经被匹配到该项目的最不优先的申请者就被移出该项目，为更优先的申请者留出空间做暂时匹配。

匹配结果是“暂时”的，因为在某一时点被匹配到一个项目的申请者可能会在其后的另一时点被移出该项目，以便为项目更优先的申请者留出空间，如上面第二种情况所示。当一个申请者被移出一个先前做出的暂时匹配时，将尝试再次匹配该申请者，从他或她的排序表的最优先项目开始。这一过程要为所有申请者执行，直到每一个申请者都暂时匹配到最优先的可能选择，或申请者提交的所有选择被耗尽。在考虑了所有申请者后，匹配就完成了，所有的暂时匹配即成为最终结果。（下面给出了一个匹配的示例，通过该示例，大家可以了解匹配的具体运作过程。）

2. 匹配算法示例

下面是一个详细的 NRMP 示例，说明了匹配是如何运作的。通过阅读这个示例，你将了解匹配系统如何在一天之中完成原本要通过数周谈判才能完成的任务。你有可能不会获得最喜欢的职位，也可能根本没有得到匹配。

申请者的排序表

八位申请者申请四个项目。在考虑了每个项目的相对理想程度后，申请者们向 NRMP 提交了以下的排序表。

Anderson	Brown	Chen	Davis	Eastman	Ford	Garcia	Hassan
1. City	1. City	1. City	1. Mercy	1. City	1，City	1. City	1. State
	2. Mercy	2. Mercy	2. City	2. Mercy	2. General	2. Mercy	2. City
			3. General	3. State	3. Mercy	3. State	3. Mercy
			4. State	4. General	4. State	4. General	4. General

申请者 Anderson 做出了单一的选择 City，基于从项目主管那里得到的评论，他相信他在 City 项目中排位会很高，他对主管表示将把 City 排在第一位。项目对申请者表示高度聘用兴趣和申请者表示一个项目优于其他项目都是可以接受的。不过，这样的表示不应被视为承诺。

申请者 Brown 排列了两个项目——Mercy 和 City。他只愿意去这两个项目，因为他相信自己很有竞争力。在医学院他成绩优秀，相信自己是一个特别理想的申请者。申请者应考虑为所有他们愿意去的项目排序，以降低根本不被匹配的可能性。

申请者 Chen 排列了她优先的 City 和 Mercy。在医学院第三年她在班级中排名第一，她知道自己是一个理想的申请者，而且 Mercy 的项目主管曾保证将她排在第一位。她认为 Mercy 将会真的把她排在第一位，因此她有理由认为即使她不列出其他更多项目，她也不会有不被匹配的风险。平均来讲，未被匹配申请者的排序表比被匹配申请者的要短。短的排序表增加了不被匹配的可能性。

申请者 Ford 很高兴以 State 作为排序表的末尾，她在那里实习做得很好，相信该项目会在其排序表中给她很高的排位。尽管她不认为很有机会，她还是更喜欢 City、General 和 Mercy，所有她将它们排序更高，并将 State 排在第四位。这位申请者最大程度地利用了 NRMP 的优势。

申请者 Hassan 同样相信他将在 State 获得一个职位，但他也更喜欢其他项目。因为怕如果不将 State 排在第一位项目可能会用其他人充满其职位，所以他将 State 排在第一位。申请者应当按照实际的优先次序排列项目，他们的选择不应当受项目可能会把他们排在高位、低位或根本排除等猜测的影响。项目在申请者排序表中的排位不会影响申请者在项目排序表中的排位，因此不会影响项目将一个申请者与其他申请者对比的匹配优先选择。在匹配期间，申请者被置于他或她最优先的项目，而如果该项目也为该申请者做了排序，且没有更优先的申请者与他抢占该职位，他就会被匹配到该职位。因此，排位第一的应当是申请者最优先的选择。

申请者 Davis、Eastman 和 Garcia 面试了同一个项目。与其他申请者一样，他们想要 City 和 Mercy 的职位，并根据优先选择将这两个项目排在第一或第二位。除了这两个理想的项目外，他们在排序表中也将 State 和 General 排在较低的位置。他们对 NRMP 的使用也比较好。

项目的排序表

每个项目有两个职位，四个项目确定了他们八位申请者的优先选择，并向 NRMP 提交了排序表。

Mercy	City	General	State
1. Chen	1. Garcia	1. Brown	1. Brown
2. Garcia	2. Hassan	2. Eastman	2. Eastman
	3. Eastman	3. Hassan	3. Anderson
	4. Anderson	4. Anderson	4. Chen
	5. Brown	5. Chen	5. Hassan
	6. Chen	6. Davis	6. Ford
	7. Davis	7. Garcia	7. Davis
	8. Ford		8. Garcia

尽管允许排列更多的申请者，但 Mercy 医院的项目主管为他的两个职位只排列了两位，Chen 和 Garcia。他坚持要所有的申请者告知他们对其项目的确切排位，这两个申请者都向他保证会将该项目排在很高的位置。他在全国会议上很高兴地告诉同行，他绝不必为充满职位而填写很长的排序表。

匹配计划的一个优点就是优先选择可以私下做出，而且没有压力。两位申请者和项目可以试图按对他们有利的方向影响对方的决策，但都不能在匹配前迫使对方做出有约束力的承诺。反映在所提交排序表上的项目主管和申请者的最终优先选择将决定申请者的匹配结果。

State 的项目主管感觉他的项目对大多数申请者都不是最理想的，但他很有机会匹配到 Ford 和 Hassan。不过，他并没有将这两位申请者置于排序表的顶部，而是将两个更理想的申请者排在高位。他也为其项目排列了所有可接受的申请者，很好地使用了 NRMP。

City 和 General 的项目主管以前参与过匹配过程。他们的排序表中包括了所有可接受的申请者，并将最优先的排在高位。他们并不关注要用排位最高的申请者来充满职位，而是愿意尝试匹配最强、最理想的候选者。他们最大程度地利用了 NRMP 的优势。

现在匹配过程完成，每个申请者都暂时匹配到最优先的可能选择，或者申请者提交的所有选择被耗尽。目前的暂时匹配已是最终结果。

请注意，申请者 Anderson 和 Brown 未被匹配，因为他们的排序表太短了。Hassan 本可能匹配到 City，如果他按优先次序做排序表的话。

申请者	尝试置于	项目目前状态	行动/结果 (阴影框表示匹配过程完成时的最终匹配)
ANDERSON	1. City	City 有两个未满员职位	Anderson 暂时匹配到 City
BROWN	1. City	City 有一个未满员职位	Brown 暂时匹配到 City
CHEN	1. City	City 满员，并有更优先的申请者	
	2. Mercy	Mercy 有两个未满员职位	Chen 暂时匹配到 Mercy
DAVIS	1. Mercy	Mercy 未排序 Davis	
	2. City	City 满员，并有更优先的申请者	
	3. General	General 有两个未满员职位	Davis 暂时匹配到 General
EASTMAN	1. City	尽管满员，相比其目前最低优先匹配（Brown），City 更优先选择 Eastman	Brown 被移出 City 为 Eastman 留出空间，Eastman 暂时匹配到 City
		由于 Brown 被移出原来的暂时匹配，必须尝试为他做再匹配	
BROWN	1. City	City 满员，并有更优先的申请者	
	2. Mercy	Mercy 未排序 Brown	Brown 未匹配

续表

申请者	尝试置于	项目目前状态	行动/结果 （阴影框表示匹配过程完成时的最终匹配）
FORD	1. City	City 满员，并有更优先的申请者	
	2. General	General 未排序 Ford	
	3. Mercy	Mercy 未排序 Ford	
	4. State	State 有 2 个未满员职位	Ford 暂时匹配到 State
GARCIA	1. City	尽管满员，相比目前最低优先匹配（Anderson），City 更优先 Garcia	Anderson 被移出 City，为 Garcia 留出空间。Garcia 暂时匹配到 City
			由于 Anderson 被移出原来的暂时匹配，必须尝试为他做再匹配
ANDERSON	1. City	City 满员，并有更优先的申请者	Anderson 未匹配
HASSAN	1. State	State 有一个未满员职位	Hasson 暂时匹配到 State

还请注意，只排序了两个申请者的 Mercy 和排序了七个申请者的 General 都有一个未满员职位。General 本可以匹配将其排在第二位的 Ford，如果 Ford 在其排序表上的话。

第 9 节　匹配之后

一、匹配后第一天

祝贺你，匹配已经完成，新的一天开始了。匹配后的第一天可能是一个庆祝、内省或计划的时间。你现在知道了今后几年将在那里，也许还会在那里生活更长的时间。对大多数学生而言，这一天还意味着需要开始考虑搬家，寻找住房，并与家人和好友道别。

尽管相对较少的学生会在匹配后马上想到发送感谢信息，现在是向所有你的导师和推荐人亲自发出感谢信息的好时候。一些忙碌的教师和社区医生可能没有意识到匹配日已经过去，但他们会有兴趣了解你的匹配结果，还有一些人可能无法知道你被匹配到哪儿。因此，你有责任告知他们，至少还要加上一个感谢信息。继续与你的医学院和辅导教师保持良好的关系能够成为你事业成功的基础。

许多项目主管会在匹配后一两天内与你联系。通常，他们会准备好一封电子邮件，在匹配结果公布后发给你，有些项目会选择打电话（所以小心不要在匹配庆祝宴会上喝醉）。如果项目没有很快联系你，你最好给项目主管发一个电子邮件或打个电话。不过，建议等一两天，让住院医师培训项目办公室把一切都安置好。在匹配日后不久，项目就会做一个第一年匹配住院医师列表，这个列表上有你提交给 ERAS 的照片，它会是实习同事对你的第一印象。所以，在申请时要准备一张好照片。

二、SOAP——补充提议与接受计划

如果你不幸未获得匹配，这也不是世界末日，还有补充提议与接受计划（SOAP）。SOAP 是 NRMP 在匹配周运作的计划，旨在将任何未满员的住院医师培训职位匹配给未被匹配的申请者。

SOAP 要求申请者和项目独家使用 ERAS 在匹配周表达优先选择，做出并接受未满员职位的提议。从匹配周的周一至周三有八轮提议。2013 年，939 个未匹配职位被提议，在 SOAP 第一轮末有 877 个职位得到匹配。第一天结束时，只有 177 个未匹配，SOAP 结束时，只有 61 个仍未匹配。

参与 SOAP 的申请者不会在匹配周的周一得知匹配结果，不过，他们的匹配

与那些在周五获得住院医师培训匹配的申请者一起公布。

SOAP 的职位会很快满员，接受提议即建立了一个有约束力的承诺。如果你参与 SOAP，要彻底坦率，在接受前要决定性地评估项目及其提议。

合格的 SOAP 申请者将能够获得未满员项目的列表，这些项目仍有职位给 ERAS 的合格申请者。项目将能够通过 ERAS 访问申请资料并做出提议。项目与申请者在 ERAS 之外的联系将构成匹配违规。

SOAP 的详细信息请访问 nrmp. org/residency/soap。

三、如果对匹配结果不满意怎么办

虽然现在已经获得了成功，但你可能感觉好像有些手足无措，特别是如果你选择进入一个声誉极高（或很不知名）的项目。请放宽心，绝大多数学生都能够成功完成住院医师培训。如果一个住院医师培训项目通过在匹配中接收你，认定你有能力而且合格，他们很可能是正确的。所以现在是放松的时刻，不用在 ICU 再待一个月或者在 6 月份的海滩上苦读心电图的书本。休息一段时间（特别是在匹配刚刚结束之后）是个好主意，一旦住院医师培训开始，你肯定会忙起来。这也是一个旅行或探访家人的好机会，在住院医师培训期间，你不太可能经常见到他们。

尽管在同一个专科内转换一个项目通常是不合适的，学生对其被匹配到的项目可能另有想法。这可能是因为家人生病，而学生需要回家照顾。另一种情况是，学生可能确信他或她选择了错误的专科，并想阻止这一错误继续延续多年。你可能会发现自己处于上述情况之一，你必须亲自拜访新的项目主管去解释你的情况。尽管在法律上你必须留在被匹配的项目中至少一年，大多数项目主管会从学生的最佳利益考虑，对可能发生的极端情况充满同情。

如果你对所选的专科另有想法，应当与你医学院的辅导教师和可能的新项目主管讨论你的想法。请记住，在选择已被匹配的专科时，你自己已经做了一次彻底的内心思考。再次聚焦于你选择该专科的原因，做好准备开始住院医师培训，并努力完成。尽管匹配是有约束力的，如果你真的认为专科不适合你，在第一年后有一个转换专科的机制。如果你不快乐，并继续对你匹配的专科感到苦恼，你可以在最初几个月之后与项目主管谈话，并计划再次进入匹配计划转换专科。你第一年的实习期可能被允许计入新的专科，也可能不被允许。你绝不能在一年的中间离开而违反与你住院医师培训项目的合同，这将被视为非法违约和（或）匹配违例，是非常不职业的，对你的项目及其教师们是一种侮辱。

四、住院医师培训合同

匹配之后，你将会收到住院医师培训合同，你必须签字并寄回给你的项目。

医学教育评估委员会（ACGME）建议在为新雇员提供的合同和政策中要明确说明特定的条款和条件。每份合同都应清楚地概述住院医师的责任、雇佣时长和延续条件，还应具体说明薪资。在你签合同之前，要了解所有基本条款的定义。另外，合同通常会带有项目政策的补充，包括延长假期、福利、性骚扰、社会福利和住院医师期望及相应的程序。一定要认真阅读整个合同和补充文件。

你还将开始收到住院医师培训项目的一大堆表格，要随时打开邮箱接收它们。关注这些表格有助于你顺利过渡到你的实习期。你可能会收到休假请求表和选修请求表，请记住，你的休假周通常会落在选修或门诊轮转期间，所以要想好在何时安排一个轻松的假期或者旅行。你还可能要准备必要的文件，例如公民身份证明（如出生证明、护照等），还需要解决签证问题。另外，准备好高级心脏生命支持/高级外伤生命支持（ACLS/ATLS）和基本生命支持（BLS）培训日期和证书是有益的。一定要向你的医生或学校的健康服务部门要你的免疫接种记录，包括记录在案的任何结核测试和抗体滴度。在匹配之后，最好将你的所有申请资料打印一份（从 ERAS 和 NRMP 网站上），因为新的申请者到来后，这些信息就会消失不见了。有些项目或医院会要求你做身体检查，这可能包括验血和毒品排查。

项目协调人和总住院医可能会给你发带有重要日期和信息的电子邮件。匹配与住院医师培训开始之间的几个月过得很快，项目需要做很多书面工作和准备，以便为你开始培训安排就绪。另外，向项目询问你应当提交什么信息或证书。有些学术性项目有在项目开始前必须完成的阅读要求。还要询问关于 ACLS/ATLS 和（或）儿童高级生命支持/高级儿童生命支持（PALS/APLS）培训的政策。有些项目希望你在报到时带来这些证书，另一些会在你开始时提供 ACLS 课程。一些美国医学院在匹配后提供这一培训，有一些则没有。如果你的住院医师培训或医学院提供该课程，要参加并通过培训，因为他们通常会完全为你付费或为你提供很大的折扣。

五、为参加住院医师培训做好准备

1. 住房提示

住房应当在毕业前尽早安排。首先你要比较租房和买房的优缺点，因为美国不同地区的住房成本差异很大，对一个地区合适的解决方案在另一个地区可能就不适用。最好的方式是与项目的住院医师联系，获得他们对当地住房市场的建议。如果你有足够的钱，可以买一套房子作为投资，但是租房则更加灵活。对第一年而言，重要的是找到一个上班近而且方便的位置，因为住院医师培训期间的每一小时都是很珍贵的。

有许多方式寻找住房。如果有朋友住在项目所在地附近，你可以向他们寻求建议。你也可以向住院医师培训的官员询问住房选项，或者寻找当地的职业租房服务，还可以直接在网上查询可用的住房。除非很麻烦，最好计划提前一周左右到项目所在的城市，以便有时间确定最终的住房安排。在这几天中，可以找第二年或第三年的住院医师征求他们对你住房选择的建议。他们还可能为你提供一个临时住处，方便你在找到住房之前居住。还有，有些地方的出租者可能要求你在预付押金之外支付第一个月和最后一个月的房租，所以在鉴定租房协议之前要确保有足够的资金。

2. 安顿下来

提前达到项目所在地，除了安排住房之外，还要处理很多事情，例如开设银行账户和购买住房所需物品等。如果你只在繁忙的住院医师培训前两天到达，可能要花两天的时间安置行李。再有，你和你将来的同事可能想要在报到之前花点儿时间聚一聚。实际上，这是在住院医师培训开始前同学们吃吃烧烤、互相理解的好时候。额外的时间还能使你有机会在住院医师培训接管你的生活之前了解周围环境和城市。你肯定不想在以后将时间浪费在寻找日用品商店、便宜的小饭馆、24 小时加油站等事项上面。努力安排好你生活中非医学的方方面面（例如付账单和购物），以便使你在培训期间的休息时间成为真正的“休闲时间”。

六、第三步考试及获得执照

匹配结束了，你已经搬进了离医院只有五分钟路程的住所。现在，你需要的只是全心投入住院医师培训，对吧？

差不多是这样。在住院医师培训期间的某个时段，你必须注册并通过 USMLE 第三步考试，申请行医执照，并获得缉毒署（DEA）的注册号码。对大多数医师而言，执照通常会留到培训的最后一个月处理，但在住院医师培训开始前准备好你的文件是必要的，这会使你免于将宝贵的假期时间用于狂乱地寻找各种重要证书。在某些州，例如加利福尼亚，在毕业后培训第三年开始之前要求具备全面的行医执照。再有，如果你打算在住院医师培训期间兼职，也要备有全面的行医执照。申请执照要求你填写大量的表格，并需要公证文件、指纹和出生证明。因此，在住院医师培训之前开始准备能够降低压力，并大幅度提高你在需要时获得执照的可能性。每个州的执照申请要求可以在州医学委员会网站或联邦医学委员会网站 www.fsmb.org 上找到。

1. USMLE 第三步考试

要申请 USMLE 第三步考试，你必须在提交申请前遵守下列要求：

- 满足你所申请的医学执照管理机构设定的第三步考试要求。
- 获得医学博士学位（或同等学位）或整骨疗法博士学位。
- 获得第一步考试、第二步临床知识考试和临床技能考试通过成绩。
- 国际医学生要获得 ECFMG 认证。

因为每个州 USMLE 第三步考试的要求不一样，认真阅读你所在州的要求是必需的。例如，有些州要求完成 ACGME 认证的住院医师培训项目的第一年毕业后培训，另一些则只要求已经开始培训，还有一些则要求完成六个月的培训。

在你提交 USMLE 第三步考试申请时，会得到在 3 个月内选择考试时间的选项（与第一步和第二步临床知识考试一样）。不过，一旦申请被批准，你的 90 天有效资格立即开始计算。因此，你的申请需要 1～3 周处理，完成后就会通过电子邮件发给你时间预定许可，然后你再预定考试时间。除了 1 月份的两周外，USMLE 第三步考试全年都可以参加。因为第三步考试需要两天，必须在连续两个工作日进行，接到时间预定许可后要尽早预定考试时间，并按约定时间参加考试。你应当与项目主管和总住院医商量考试的最佳时间，因为考试那两天你无法工作。最佳选择是在研究或门诊轮转期间参加考试，但要注意某些住院医师培训的假期和选修时间是固定的，无法调整。USMLE 第三步考试也是基于计算机的考试。关于执照和 USMLE 第三步考试的信息，请联系：

Federation of State Medical Boards of the United States，Inc.
P. O. Box 619850
Dallas，TX 75261-9850
Main phone：(817) 868-4000
Main fax：(817) 868-4099
www. fsmb. org

下面是一些准备 USMLE 第三步考试的基本指导：

- 联系 FSMB 或给州医学委员会打电话，索取 USMLE 第三步考试申请资料，并认真阅读。经验证明确认何时有资格参加第三步考试是很关键的，因为每个州的情况都有所不同。
- 提前开始申请过程，尽早将你的支持文件收集在一起。
- 要了解州要求你获得执照的时间，以及该日期与你项目的要求是否一致。要帮助你确定参加第三步考试的时间，要从州执照截止日期倒推你应当预定的考试时间。要确保考虑获得考试成绩和结果通知需要 6～8 周的时间。
- 找到一个照相服务商以获得申请需要的照片。
- 在你的机构确定一个公证人，以获得要求的公证文件。
- 还有，别忘了学习。

2. 行医执照是什么？

行医执照是表示批准行医的法律名词。执照是由一个政府机构，通常是州医学委员会在法律管辖的基础上授予的。有些州提供多种执照，例如培训、军事、非现役、代理开业医师、临时或永久的。执照许可时间各州也不一样，有些州的执照只 1 年有效，其他州为 2 年。类似地，有些执照可以在基于你出生日期的一个固定时间后延期，另一些则在每年特定的月份延期。所有的州都要求申请者成功通过 USMLE 第一步、第二步（临床知识和临床技能）和第三步考试。每个州的考试和执照申请费用也各不相同。

你还要知道，根据法律，某些州的医学委员会可能会对没能获得执照的住院医师和项目最高罚款 2500 美元。为了支持这一法律，一些项目对未能在州确定的截止日前获得执照的住院医师终止合同。不过，按照推论，一些项目会向住院医师返还与初始执照申请和每年执照延期相关的费用。

医学委员会每年处理数千个申请，通常是基于先入先出的原则进行。他们会出于任何原因而不处理有问题的文件。所以，在与授权技术人员讨论你的申请时要有礼貌，给他们足够的时间。你可以向比你高一班的住院医师询问参加 USMLE 第三步考试的最佳时间和申请执照的最佳时间安排。项目的毕业生医学教育（GME）办公室也会帮助你做计划。

3. 获取执照的步骤

下面的提示将有助于你以简单及时的方式接近你获得执照的目标。一旦你获得匹配，我们建议你找到将要到达州的关于行医执照的法规，然后认真研究这些法规，特别要注意 USMLE 第三步考试的日期和截止时间、你何时有资格获得执照以及你何时必须获得执照。在州执照要求截止前至少 6 个月开始申请执照。在装裱你的医学院毕业证之前，一定要复印几份。要通过认证的、注册的邮箱发送申请表格。在与医学委员会的人员打交道时，一定要很有礼貌。在 www.physicianlicensing.com 和 www.healthcarelicensing.com 上有能够帮助你获得执照的在线收费服务。

4. 需要什么

表 9-1 给出了州医学委员会执照要求的大多数通用材料。一旦你了解了获得执照所必需的东西，做到下列部分或全部即可为申请做好准备。

- 确认照相服务的地点和费用。要找一个工作地方附近的照相服务，以便在工作时间前去。
- 确认公证人的地点和费用。如果你们机构中没有公证人，试试房地产公司或银行。要注意，许多公证人可用的时间有限。还要确保在获得公证前完成你的申请，但在公证人出现之前不要签字。有效的带照片的身份证明是必要的，例如驾照或护照。有些银行提供免费公证服务，如果你在该银行有账户的话。
- 确定指纹服务的地点和费用。

表 9-1 申请行医执照时州医学许可委员会一般要求的事项

医学院毕业证书（原件或带有常务司法官签名和学校印章的正式副本）
医学院正式成绩单
大学本科正式成绩单
2～3 张近照
2～3 封推荐信
项目主管的信函
USMLE 第一步、第二步（临床知识和临床技能）、第三步考试正式成绩报告
指纹
带有公证签字的完整的申请资料
申请费（一般是 600～1000 美元）
信誉良好证明信，来自于曾经为你颁发执照的其他州医学许可委员会

- 确定可能的推荐人，并与他们联系确认他们愿意作为你的推荐人。
- 确定好的成绩单的地址和费用。
- 列出所有授予住院医师特权的医院和地址。
- 获得你出生证明的核证副本。
- 如果你曾更名，找到能够确认变更的文件。

5. 获得执照的障碍

美国医学生和国际医学生在获得行医执照方面可能遇到的障碍有：

- 错过了关键的截止日期（例如，没有在执照申请截止日之前申请并参加 USMLE 第三步考试）。因为获得执照的基本要求之一就是成功通过 USMLE 第三步考试，你必须在执照截止日前至少三个月参加考试。
- 在提交申请时没有正确付费。如果你付费金额不对，大多数医学委员会将会退回你的申请。你还要知道，大多数申请费都是不能退还的。
- 在申请中没有提供完整、准确的信息。在审阅你的申请时，医学委员会有时会发现一些差错，例如入学时间的不一致等。如果是这种情况，委员会必须给你发信解释他们发现的不一致，以及你要改正它所必须做的工作。
- 文件不完整。所有的官僚机构都一样，总是认为其他机构填写的表格不对。不幸的是，你的本科大学、医学院或培训项目发给医学委员会的不完整的表格会被退给你修改。你可能需要给造成错误的机构打电话，以确保这些表格在下一次处理得当。
- 向医学委员会提交了不需要的文件。与申请资料一起发出的不需要的文件会使颁发许可的技术人员困惑。而且，在申请中包含这种文件会使人对你的申请和你遵守基本指示的能力产生很麻烦的疑问。

- 成绩单被扣留。成绩单会因为多种原因被扣留，包括拖欠学生贷款、没有支付的图书馆罚款等。
- 被培训项目行政扣留。项目主管可能拒绝你的执照申请请求，原因可能是不完整的患者病情口述（这很罕见，但确实发生过）。
- 忽视附加的文件要求。医学委员会要求额外的文件是很常见的，不应被忽视。在特定的时间内没有全部完成的文件在有些州被认为是无效的，所以你要及时提供所有文件。
- 没有向医学委员会报告地址变更。大多数州不会提供邮寄发送执照。即便如此，如果你最近搬家了，一定要尽早向医学委员会书面通知你的新地址。
- 没有保留提交给医学委员会文件的副本。要保留所有申请文件的副本，这将有助于你解决委员会对特定文件提出的问题。
- 向医学委员会人员显示出滥用行为。医学委员会的人员通常工作负荷很大，因此，与他们的合作对你最有利。要记住，委员会并不制定许可法律，他们的职责是维护这些法律。
- 申请开始太晚。如果你没在州医学委员会确定的截止日前获得执照，你可能不能继续你的住院医师培训项目。

下面是国际医学生可能遇到的障碍：

- 由美国以外的医学院填写表格。由国外的医学院处理的文件通常会需要更多的时间。最好有居住在你医学院附件的家人或朋友能够协助处理申请文件和表格。
- 没有在要求的临床轮转中完成足够的工作时间。
- 不熟悉。国际医学生要认真审阅你所申请州的执照颁发要求。
- 每个临床轮转的文件数量不够。一些州要求每一个轮转都要使用单独的表格，要联系医学委员会了解细节。
- 没有利用医学委员会批准的翻译来处理其他语言的文件。一些州的医学委员会有一个翻译人员列表，这些人被批准翻译申请文件。联系你所在州医学委员会以获得详细信息。

附录：通用住院医师申请时间表和事项列表

4 月（第三年）～3 月（第四年）推荐时间安排

查阅专科和住院医师有关资料	4 月	5 月	6 月	7 月	8 月	9 月	10 月	11 月	12 月	1 月	2 月	3 月
选定高级选修课程												
安排 MSPE 面试（取决于你学校的日程安排）												
联系各住院医师培训部门以了解项目信息、要求和截止时间												
向不参与 ERAS 的项目索取申请资料联系你的院长办公室以获得关键的 ERAS 和 NRMP 时间安排												
联系 ECFMG 以获得关键的 ERAS 和 NRMP 时间安排												
联系 ECFMG 以获得你的 ERAS 令牌和申请指导												
在 MyERAS 注册（MyERAS 7 月 1 日对所有申请者开放）												
使用 MyERAS 的 My Application（我的申请）功能准备通用申请表格												
使用 MyERAS 的 My Documents（我的文档）功能索取并指定 USMLE 成绩单、推荐信和个人陈述												
在 NRMP 注册（9 月 15 日开放）												
请求将院长 MSPE/信函、成绩单、推荐信发给不参与 ERAS 的项目												
10 月 1 日——院长信函/MSPE 的统一发布日期							×					
9 月 1 日——住院医师培训申请者开始项目申请												
安排项目面试时间												
面试												
发送跟进信件												
进入 www. NRMP. org 输入你的排序表												
SOAP 过程启动——匹配周的周一												×
主匹配日（3 月的第三个周五），专科进修匹配日期有所不同												×